A UTI NO SEU BOLSO

Uma abordagem rápida para prática diária

**Brenno Cardoso Gomes
Fernanda Baeumle Reese**

A UTI NO SEU BOLSO
Uma abordagem rápida
para prática diária

2024

 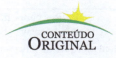

A UTI NO SEU BOLSO
Uma abordagem rápida para prática diária

Produção editorial, projeto gráfico, diagramação e capa:
MKX EDITORIAL

© 2024 Editora dos Editores
Todos os direitos reservados. Nenhuma parte deste livro poderá ser reproduzida, sejam quais forem os meios empregados, sem a permissão, por escrito, das editoras.
Aos infratores aplicam-se as sanções previstas nos artigos 102, 104, 106 e 107 da Lei no 9.610, de 19 de fevereiro de 1998.

Editora dos Editores
São Paulo: Rua Marquês de Itu, 408
Sala 104 - Centro
(11) 2538-3117
Rio de Janeiro: Rua Visconde de Pirajá, 547
- Sala 1121 - Ipanema.
www.editoradoseditores.com.br

Impresso no Brasil
Printed in Brazil
1ª impressão – 2024

Este livro foi criteriosamente selecionado e aprovado por um Editor científico da área em que se inclui. A Editora dos Editores assume o compromisso de delegar a decisão da publicação de seus livros a professores e formadores de opinião com notório saber em suas respectivas áreas de atuação profissional e acadêmica, sem a interferência de seus controladores e gestores, cujo objetivo é lhe entregar o melhor conteúdo para sua formação e atualização profissional.

Desejamos-lhe uma boa leitura!

Dados Internacionais de Catalogação na Publicação (CIP)
(Câmara Brasileira do Livro, SP, Brasil)

A UTI no seu bolso : uma abordagem rápida para prática diária / [editores] Brenno Cardoso Gomes, Fernanda Baeumle Reese. -- São Paulo : Editora dos Editores, 2025.

Vários colaboradores.
Bibliografia.
ISBN 978-65-6103-059-5

1. Emergências médicas - Manuais, guias, etc. 2. Unidade de Terapia Intensiva I. Gomes, Brenno Cardoso. II. Reese, Fernanda Baeumle.

CDD-616.028
NLM-WX-218

24-237375

Índices para catálogo sistemático:
1. Terapia intensiva : Emergência 616.028
Eliete Marques da Silva – Bibliotecária – CRB-8/9380

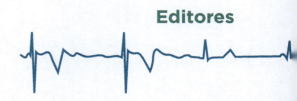

Editores

Brenno Cardoso Gomes

Graduação em Medicina em 2004. Residência em Clínica Médica e Medicina Intensiva. Mestrado em Medicina Interna pela Universidade Federal do Paraná (UFPR). Doutorado em Anestesiologia pela Universidade de São paulo (USP). Pós-doutorando em Bioética e Ciências da Vida pela Pontífícia Universidade Católica de Curitiba (PUC-Curitiba). Professor Adjunto do Curso de Medicina da UFPR. Oficial Médico de Carreira da Polícia Militar do Paraná. Responsável Técnico da UTI Ggeral do Hospital da Polícia Militar do Paraná.

Fernanda Baeumle Reese

Médica Intensivista titulada pela Associação de Medicina Intensiva Brasileira (AMIB). Mestrado em Clínica Cirúrgica pela Universidade Federal do Paraná (UFPR). Pós-graduação em Gestão no SUS pelo Hospital Sírio-Libanês. Especialista em Melhoria pelo Institute for Healthcare Improvement (IHI). Professora da disciplina de Urgência e Emergência na Universidade Positivo e na Faculdade Pequeno Príncipio. Coordenação Geral das UTIs do Complexo Hospitalar do Trabalhador. Coordenação das UTIs 1 e 3 do Hospital Evangélico Mackenzie.

Colaboradores

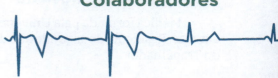

Carolina Reinert

Médica pela Faculdades Pequeno Príncipe em 2021. Residente do terceiro ano de terapia intensiva pelo Complexo Hospitalar do Trabalhador.

Grazielle Pangratz Bedretchuk

Médica formada pela Faculdade Assis Gurgacz em 2021. Residente do terceiro ano de terapia intensiva pelo Complexo Hospitalar do Trabalhador.

Victor Galvani Vianna Amarilla

Médico formado pela Universidade Federal do Paraná em 2020. Residente do primeiro ano de terapia intensiva pelo Complexo Hospitalar do Trabalhador.

Ana Luiza Moraes Barroso

Médica formada pela Faculdade Evangélica Mackenzie do Paraná em 2023. Residente do primeiro ano de terapia intensiva pelo Complexo Hospitalar do Trabalhador.

Daniele Dietrich Moura Costa

Médica pela Universidade Federal do Paraná (UFPR) em 2024. Residente do primeiro Ano de terapia intensiva pelo Complexo Hospitalar do Trabalhador. Bióloga pela mesma Universidade em 2009. Mestre em Biologia Celular e Doutora em Ciências Moleculares pela UFPR, em 2012 e 2016 respectivamente. Professora do curso de Biomedicina da Uninter. Moderadora de Ciência, Medicina, Saúde e Biotecnologia pela empresa Telus Global Solutions.

Caroline Dourado Gomes

Médica pela Universidade Federal do Paraná (UFPR) em 2020. Residente do segundo ano de Terapia Intensiva pelo Complexo Hospitalar do Trabalhador.

Brena Marques Sbardelotto

Médica formada pela Universidade Estadual do Oeste do Paraná (Unioeste) em 2020. Residente do segundo ano de terapia intensiva pelo Complexo Hospitalar do Trabalhador.

Amanda Cardoso

Médica. Especialista em Medicina Intensiva, titulada pela Associação de Medicina Intensiva Brasileira (AMIB).

Mariana Bruinje Cosentino

Médica intensivista titulada pela Associação de Medicina Intensiva Brasileira (AMIB). Residência em Medicina Intensiva pelo Hospital do Trabalhador. Residência em Clínica Médica pela Secretaria Municipal de Saúde em São Jose dos Pinhais. Pós-graduação em Emergências Clínicas pela Pontifícia Universidade Católica do Paraná (PUC-PR). Graduação em Medicina pela Universidade do Sul de Santa Catarina (UNISUL).

Bianca Kloss

Médica formada pela Universidade Federal do Paraná (UFPR) em 2016. Residência de Cirurgia Geral pelo Hospital de Clínicas da UFPR. Especialista em Medicina Intensiva titulada pela Associação de Medicina Intensiva Brasileira (AMIB).

Maykel Malpica Marrero

Médico formado pela Universidade de Matanzas em Cuba em 2010. Especialista em Medicina Intensiva titulado pela Associação de Medicina Intensiva Brasileira (AMIB).

Lorena Macedo Araújo Miranda

Médica formada pela Pontifícia Universidade Católica do Paraná (PUC-PR) em 2007. Pós-graduada em Medicina Intensiva pela PUC-PR e especialista em Medicina Intensiva titulada pela Associação de Medicina Intensiva Brasileira (AMIB).

Luiza Lange Albino

Médica formada pela Pontifícia Universidade Católica do Paraná (PUC-PR) em 2014. Especialização em Clínica Médica.

Lucas Renato Rocha

Médico formado pela Universidade da Região de Joinville em 2019. Residente do terceiro ano de terapia intensiva pelo Complexo Hospitalar do Trabalhador.

Ângelo Aparecido de Barros Junior

Médico formado pela Faculdades Pequeno Príncipe em 2022. Residente do segundo ano de terapia intensiva pelo Complexo Hospitalar do Trabalhador.

Eduarda Vitoria Koche Uncini

Médica formada pela Faculdade Assis Gurgacz em 2023. Residente do primeiro ano de Terapia Intensiva pelo Complexo Hospitalar do Trabalhador.

Cintia Cristina Martins

Médica formada pela Universidade Federal do Paraná (UFPR) em 2007. Residência médica em Clínica Médica pelo Hospital Universitário Cajuru. Residência médica em Terapia Intensiva pelo Hospital do Trabalhador. Médica intensivista do Hospital do Trabalhador.

Glória Maria Goetten de Lima

Médica pela Universidade Federal do Paraná (UFPR). Especialista em Medicina Intensiva pela Associação Médica Brasileira e Associação de Medicina Intensiva Brasileira (AMB/AMIB). Mestranda do Programa de Pós-graduação em Medicina Interna e Ciências da Saúde da UFPR. Médica intensivista no Hospital do Trabalhador.

Bárbara Zilli Furlan

Médica formada pela Universidade Positivo em 2019. Pós-graduada em Medicina de Emergência pela Pontifícia Universidade Católica do Paraná (PUC-PR). Residente do terceiro ano em Medicina Intensiva pelo Complexo Hospitalar do Trabalhador.

Prefácio

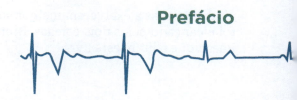

A UTI refere-se a um local apropriado para atender os pacientes graves. Quando olhamos para trás, lá se vão mais de seis décadas desde que este setor se mostrou como absolutamente necessário.

Desde os primórdios, em uma UTI, decisões rápidas devem ser tomadas pelos profissionais da área. Isto inclui oferecer os suportes de vida e, também, sempre e paralelamente, administrar as intervenções terapêuticas direcionadas a causa da patologia que motivou a internação. Tais atitudes salvam vidas todos os dias.

Os profissionais que atuam na UTI são habilitados para tal e fazem a diferença entre a vida e a morte. Como foi bom na minha modesta formação, ouvir de um professor antigo, que, na sua imensa sabedoria, dizia sempre, "UTI é lugar de VIDA e não de MORTE".

Por outro lado, obter qualificação / treinamento / educação continuada, é altamente necessário e, é uma tarefa / desafio constante para estes profissionais da UTI. Como fazer, se a quantidade de informações é cada vez maior? Onde está a melhor evidência científica? Como obter informação qualificada com rapidez? Como oferecer atendimento centrado no paciente?

Tais questões que permeiam o dia a dia destes profissionais agora podem ser facilitadas. Dois colegas intensivistas, resolveram, a partir de suas experiências profissionais, de anos e anos vividos dentro de UTIs, compilar, de forma abrangente e ao mesmo tempo concisa, os principais temas que todo intensivista necessita saber para poder lidar com o paciente grave.

Sem dúvida, amplificar o horizonte do conhecimento da especialidade e, ao mesmo tempo, ter, de forma rápida, acesso a uma informação precisa que facilita a tomada de decisão do profissional que trabalha na UTI, representará, um ganho importante para todos os envolvidos, e, principalmente, para os pacientes que são tratados.

Sempre pensei que, o máximo que possamos conseguir nesta atividade como intensivista, é, quando tratamos de um paciente grave, ele poder ter alta e voltar para o seio da sua família, tocar sua vida. Desta forma, estamos cumprindo o nosso papel perante a sociedade.

Dito isto acima, eu, modestamente, acrescentaria um degrau, quem sabe ao lado, no mesmo nível, nesta jornada que todos nós temos / tivemos dentro de uma UTI. O de passar conhecimentos adquiridos adiante, procurando ajudar colegas a exercerem melhor suas profissões. E, sem dúvida alguma, isto foi alcançado pelos dois colegas, Brenno Cardoso Gomes e Fernanda Baeumle Reese, que editam este livro.

Afonso José Celente Soares
Especialista em Medicina Intensiva pela AMIB
Mestrado e Doutorado pela UFRJ

Dedicatória

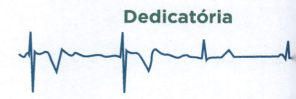

Dedicamos este manual a todos aqueles que, direta ou indiretamente, contribuíram para sua realização. Aos pacientes, que nos ensinam a cada dia o valor da vida. Aos familiares, que nos apoiam em todos os momentos. À equipe multidisciplinar, que trabalha com dedicação e profissionalismo. Aos nossos professores e mentores, que nos inspiraram a seguir esta nobre profissão. E, acima de tudo, à vida, que é a maior dádiva que podemos receber.

Agradecimento

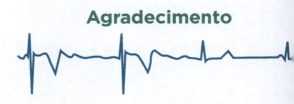

A terapia intensiva é uma área complexa e desafiadora, que exige profissionais altamente qualificados e dedicados. A construção deste manual foi um trabalho em equipe, e a colaboração de todos os intensivistas e residentes foi essencial. A troca de conhecimentos e experiências enriqueceu cada capítulo e resultou em um material completo e atualizado. Agradecemos a todos pela parceria e pelo compromisso com a excelência.

Sumário

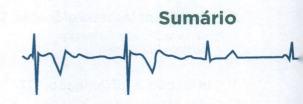

1 Desordens gastrointestinais, 1
Lorena Macedo Araújo Miranda
Eduarda Vitoria Koche Uncini

2 Paciente hepatopata na UTI, 15
Lorena Macedo Araújo Miranda
Eduarda Vitória Koche Uncini
Ana Luiza Moraes Barroso

3 Desordens hematológicas e oncológicas no paciente crítico, 25
Brenno Cardoso Gomes
Ângelo Aparecido de Barros Junior

4 Emergências obstétricas na UTI, 33
Cíntia Cristina Martins
Victor Galvani Vianna Amarilla

5 Emergências endocrinológicas, 47
Luiza Lange Albino
Victor Galvani Vianna Amarilla

6 Desordens renais, 59
Maykel Malpica Marrero
Lucas Renato Rocha

7 Condições cirúrgicas, 71
Ana Luiza Moraes Barroso
Bianca Kloss

8 Abordagem inicial nos cuidados críticos, 81
Mariana Bruinje Cosentino
Brena Marques Sbardelotto

9 Emergências neurológicas, 97
Mariana Bruinje Cosentino
Bárbara Zilli Furlan

10 Infecção e inflamação, 117
Glória Maria Goetten de Lima
Daniele Dietrich Moura Costa

11 Intoxicação exógena e acidentes por animais peçonhentos, 133
Glória Maria Goetten de Lima
Brena Marques Sbardelotto

12 Terminalidade e cuidados paliativos, 145
Cintia Cristina Martins
Carolina Reinert

13 Sistema respiratório, 157
Fernanda Baeumle Reese
Caroline Dourado Gomes

14 Trauma, 171
Fernanda Baeumle Reese
Caroline Dourado Gomes

15 O sistema cardiovascular, 187
Amanda Cardoso
Ângelo Aparecido de Barros Junior

16 Analgesia e sedação na UTI, 199
Dany Taguchi
Grazielle Bedretchuk

17 Aspectos gerais farmacológicos, 209
Fernanda BaeumLe Reese
Brenno Cardoso Gomes

Desordens gastrointestinais 1

Lorena Macedo Araújo Miranda
Eduarda Vitoria Koche Uncini

Hemorragias gastrointestinais

As hemorragias digestivas clinicamente evidentes são majoritariamente oriundas do trato gastrointestinal (TGI) alto; são as hemorragias digestivas altas (HDA), sendo responsáveis por 85% dos casos. Nas situações em que estão presentes, o manejo diagnóstico e terapêutico é melhor definido do que nas hemorragias digestivas baixas (HDB). Iremos abordar nesse capítulo o manejo inicial de ambas.

Hemorragia digestiva alta

Definição: Definida como sangramento intraluminal de qualquer localidade entre esôfago superior e o ângulo de Treitz.

Etiologia: Bem definida com predomínio de sangramento de úlcera péptica seguida por varizes esofágicas (Tabela 1.1):

Tabela 1.1. Etiologia da hemorragia digestiva alta

Doença ulcerosa péptica	55%
Varizes esofagogástricas	14%
Malformações arteriovenosas	6%
Mallory-Weiss	5%
Tumores	4%
Erosões	4%
Outras	11%

Quadro clínico: Se baseiam em manifestações hemorrágicas: hematêmese, melena, hematoquezia, sinais de hipovolemia e choque hipovolêmico.

Manejo inicial: Exame físico com estimativa do sangue perdido, reanimação precoce visando estabilidade hemodinâmica e avaliação endoscópica.

- **Classificação da perda estimada do sangue:** Conforme protocolo no choque hemorrágico, abordado no capítulo de Choques.
- **Colher exames laboratoriais:** Gasometria arterial, lactato, tipagem sanguínea e fator RH, hemograma, função renal, eletrólitos.
- **Passagem de sonda nasogástrica:** evitar na hemorragia de origem varicosa
- **Infusão de cristaloide ou hemoderivados conforme classificação do choque:** Conforme protocolo no choque hemorrágico, abordado no capítulo de Choques.
- **Administração de medicamentos:**
  Inibidor da bomba de prótons (IBP)
  Dose de ataque: Omeprazol 80mg EV
  Dose de manutenção: Omeprazol 40mg EV 12/12h por 3 dias
  Procinéticos – visando o esvaziamento gástrico para melhor avaliação da mucosa durante exames endoscópico.
  Metoclopramida (10 mg EV) ou Eritromicina (3 mg/kg EV)
  Drogas vasoativas – Se a etiologia for de origem varicosa, em geral tem uma resposta adequada a infusão de ocretide bolus 50mcg seguido por dose de manutenção em bomba de infusão contínua a 50mcg/h. Podendo ser usada também a terlipressina ou somatostatina, todos com a função de realizar vasoconstrição esplênica.
- **Endoscopia Digestiva Alta:** para diagnóstico da etiologia do sangramento e tratamento se possível, dentro das primeiras 24h.
- **Outros:**
  Suspensão de medicações como anticoagulantes e agentes antiplaquetários, avaliar medicação para reversão de alguns anticoagulantes se sangramento muito intenso.
  Reveresão da anticoagulação – optar por complexo protrombinico.
  O ácido tranexâmico ainda tem sua eficácia na hemorragia digestiva alta não bem sedimentada, não reduzindo mortalidade nos estudos até então realizados.

Cuidados especiais na HDA de origem varicosa

- Este tópico será abordado no capítulo de – pacientes cirróticos na UTI.

Hemorragia digestiva baixa

Definição: A hemorragia digestiva baixa (HDB) é definida como sangramento intraluminal distal ao ligamento de Treitz (ponto em que termina o duodeno e se inicia o jejuno).

Etiologia: Dentre as principais causas de HDB volumosas, que mais frequentemente levam os pacientes a procurar assistência médica imediata, destacam-se: divertículos, anormalidades vasculares(angiodisplasias), neoplasias (benignas e malignas), doença Inflamatória intestinal (doença de Crohn e retocolite ulcerativa), colite isquêmica e colite infecciosa.

Cólon	Intestino delgado
Doença diverticular dos cólons	Angiodisplasias
Colite isquêmica	Doença de Crohn
Neoplasias	Úlceras ou erosões
Doença hemorroidária	Divertículo de Meckel
Doença inflamatória intestinal	Tumores

Quadro clínico: Como quadro clínico pode apresentar sangue vermelho--vivo nas fezes, alteração do hábito intestinal, perda de peso e anemia.

Exames de investigação: Prioriza-se a colonoscopia que é capaz de identificar a origem do sangramento em 80% dos casos. Além de identificar a causa, a principal vantagem dos exames é a possibilidade do tratamento da causa base no mesmo tempo.

Manejo inicial

- **Classificação da perda estimada do sangue –** Conforme protocolo no choque hemorrágico, abordado no Capítulo de Trauma.
- **Infusão de cristaloide ou hemoderivados conforme classificação do choque -** Conforme protocolo no choque hemorrágico, abordado no Capítulo de Trauma.
- **Exclusão de fonte proximal de sangramento –** A hematoquezia associada à instabilidade hemodinâmica pode ser indicativa de uma fonte de HDA, e uma endoscopia digestiva alta deve ser realizada se a suspeita for alta para excluir uma fonte proximal de sangramento.
- **Reversão de anticoagulantes:**

  Reversão de antagonistas de Vitamina K: Embora seja improvável que a maioria dos pacientes com sangramento gastrointestinal baixo em uso de antagonistas da vitamina K necessite de reversão, sugere-se a reversão de pacientes que apresentam o quadro com risco de vida e têm um INR que excede substancialmente a faixa terapêutica.

  Pode ser usado: Complexo protrombínico e Vitamina K como padrão ouro, se não disponível pode ser usado plasma fresco congelado.

  Reversão de DOACs: Sugere-se reversão da droga para pequeno conjunto dos pacientes que não respondem as medidas de ressuscitação inicial e à suspensão da medicação.

Usar agentes direcionados, como idarucizumabe para dabigatrana e andexanet alfa para apixabana e rivaroxabana
- **Agente antifibrinolíticos:** Assim como na HDA, não se recomenda a administração de agentes antifibrinolíticos, como o ácido tranexâmico na HDB.
- **Colonoscopia:** Para pacientes hospitalizados com HDB que necessitam de colonoscopia, recomenda-se a realização de uma colonoscopia hospitalar não emergencial porque a realização de uma colonoscopia urgente dentro de 24 horas não demonstrou melhorar os resultados clínicos, como ressangramento e mortalidade.
- **Preparação intestinal para colonoscopia:** é necessária para visualizar a mucosa do cólon em busca de possíveis fontes de hemorragia. Recomenda-se a administração de 4-6 L de uma solução à base de PEG administrada durante 3-4 horas até que o efluente retal estivesse livre de sangue e fezes.

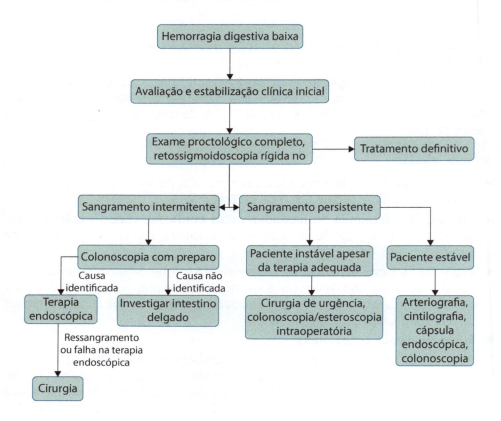

Profilaxia de úlcera de estresse

Introdução: Úlceras por estresse (UE) são lesões ulceradas da mucosa gástrica associadas a estresse fisiológico extremo. São causadas por série de fatores envolvidos na redução da capacidade protetora da mucosa gástrica, como a menor produção de bicarbonato, menor motilidade gástrica e redução do fluxo sanguíneo em mucosa gástrica.

Estratificação de risco

Maiores	Menores
■ Insuficiência respiratória (ventilação mecânica > 48 horas) ■ Coagulopatia (INR > 1.5, Plaquetas < 50.000 e TTPA > 2.0) ■ ECM	■ Insuficiência hepática aguda ou crônica ■ Insuficiência renal aguda ou crônica (terapia de substituição renal aumenta o risco) ■ Disfunção de múltiplos órgãos (SOFA) ■ Coma / Traumatismo cranioencefálico grave (ECG < 9) ■ Politrauma grave (ISS > 16) ou TRM ■ Grandes queimados (SCQ > 20%)
	■ Altas doses de corticoides (> 250mg/dia de hidrocortisona ou equivalente) ■ Uso de medicações anticoagulantes, ■ antiplaquetários ou anti-inflamatórios não esteroides

Medicação de escolha: Os inibidores de bomba de prótons (IBP) apresentam maior eficácia no aumento de PH gástrico, exibindo maior eficácia quando comparados aos antagonistas de H2 em relação a incidência de úlcera por estresse. A incidência de hemorragia digestiva ocorre principalmente nos primeiros 5 dias de UTI e o uso destas medicações não deve se manter por tempo prolongado.

Algoritmo de profilaxia

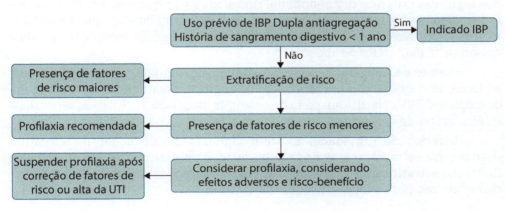

Pancreatite

Definição: A pancreatite aguda é um processo inflamatório agudo do pâncreas, ocasionado por liberação e ativação de enzimas pancreáticas, podendo ser desencadeada por diversos mecanismos.

Etiologia:

Litíase biliar	35-45%
Álcool (uso crônico > 80 g/dia)	25-35%
Medicamentosa	1-2%
Hipertrigliricidemia	2-5%
Pós CPRE	5-6%
Trauma	*
Idiopática	15-25%
Infecciosa	4,6%

Quadro clínico: O quadro clínico inclui dor abdominal de início agudo, contínua, de forte intensidade, no quadrante superior do abdome e na maioria das vezes em faixa (inicia-se no epigástrio e irradia-se para o dorso). Inclui-se também náuseas e vômitos e, em alguns casos, febre. Os achados clínicos incluem dor à palpação do abdome, distensão abdominal e redução dos ruídos hidroaéreos e, em alguns casos, pode haver sinais evidentes de peritonite. Os sinais clássicos, como sinal de Cullen (equimose periumbilical) e sinal de Grey-Turner (equimose nos flancos), raramente são observados. Algumas evoluções cursam com taquicardia e taquidispneia, muitas vezes decorrentes da inflamação do diafragma. Alguns pacientes chegam inclusive a desenvolver síndrome do desconforto respiratório agudo (SDRA).

Diagnóstico: O diagnóstico de pancreatite aguda requer pelo menos dois dos seguintes critérios: dor abdominal típica, níveis de lipase ou amilase aumentados (pelo menos três vezes o limite superior da normalidade) e achados radiológicos sugestivos do quadro (em exames como tomografia computadorizada e ressonância magnética de abdome)

Exames de imagem: Radiografia simples de abdome, ultrassonografia de abdome, tomografia computadorizada, colangiopancreatografia retrógrada endoscópica (CPRE). Na alta suspeita de colangite associada, CPRE deve ser realizada em caráter de urgência.

Critérios de gravidade: Existem algumas classificações na literatura usadas para estratificar a gravidade do quadro de pancreatite. Os critérios de Balthazar estratificam a gravidade através de alterações tomográficas principalmente em relação as complicações locais.

Processo inflamatório – Índice morfológico de Balthazar para pancreatite aguda		
Graduação	Achado tomográfico	Pontuação
A	Pâncreas normal	0
B	Aumento focal ou difuso do pâncreas	1
C	Alterações pancreáticas associadas a inflamação peripancreática	2
D	Coleção líquida em apenas uma localização	3
E	Duas ou mais coleções e/ou presença de gás dentro ou adjacente ao pâncreas	4
Necrose pancreática		
Achado tomográfico		Pontos
Ausência de necrose		0
Menos de 30% de necrose		2
De 30% a 50% de necrose		4
Mais de 50% de necrose		6

Gestão inicial

- **Reposição de líquidos** O único tratamento eficaz nas primeiras 24 a 48 horas após o diagnóstico de pancreatite aguda é a hidratação intravenosa. Estudos retrospectivos revelaram que nos estágios iniciais (nas primeiras 12 a 24 horas) da pancreatite aguda, a reposição de fluidos tem sido associada a uma redução na morbidade e mortalidade. (1,5 mL/kg/hora com bolus de 10 mL/kg em pacientes com hipovolemia). Reavaliar necessidade de maior infusão de líquido nas primeiras 6 horas após admissão e nas 24 e 48h seguintes. A reposição volêmica é importante nas primeiras 24 a 48 horas após o início da doença, permanecer com reposição volêmica agressiva após 48h de tratamento pode não ser aconselhável por maior chance de intubação e risco de síndrome compartimental.

- **Avaliar resposta a reposição volêmica:** melhora dos sinais vitais (frequência cardíaca meta 0,5 a 1 cc/kg/hora) e redução do hematócrito (meta 35 a 44%)

- **Controle da dor:** — A dor abdominal costuma ser o sintoma predominante em pacientes com pancreatite aguda e deve ser tratada com analgésicos. A dor não controlada pode contribuir para a instabilidade hemodinâmica. Inclusive opiáceos podem ser utilizados na pancreatite.

- **Nutrição:** O suporte nutricional é frequentemente necessário em pacientes com pancreatite moderadamente grave, caso seja improvável que retomem a ingestão oral dentro de cinco a sete dias. A alimentação por sonda nasojejunal (usando uma fórmula elementar ou semielementar) é preferida à nutrição parenteral total (NPT).

- **Retorno de dieta via oral:** Na ausência de íleo, náuseas ou vómitos, a alimentação oral pode ser iniciada precocemente (dentro de 24 horas), conforme tolerado, se a dor estiver a diminuir e os marcadores inflamatórios estiverem a melhorar. Em alguns pacientes com pancreatite moderadamente grave a grave, a alimentação oral pode não ser tolerada devido à dor pós-prandial, náuseas ou vómitos relacionados com inflamação gastroduodenal e/ou compressão extrínseca de coleções de fluidos que levam à obstrução da saída gástrica. Esses pacientes necessitam de alimentação enteral, se não tolerarem a dieta oral no quinto dia.

- **Antibióticos:** Antibióticos profiláticos e descontaminação seletiva do intestino **não são recomendados em pacientes com pancreatite aguda, independentemente do tipo (intersticial ou necrosante) ou da gravidade da doença (leve, moderadamente grave ou grave).** Até 20% dos pacientes com pancreatite aguda desenvolvem uma infecção extrapancreática (por exemplo, infecções da corrente sanguínea, pneumonia e infecções do trato urinário). Quando há suspeita de infecção, os antibióticos devem ser iniciados enquanto a origem da infecção está sendo determinada. Contudo, se as culturas forem negativas e nenhuma fonte de infecção for identificada, os antibióticos devem ser descontinuados

- **Tratamento Cirúrgico da Pancreatite:** De forma geral, o tratamento é clínico. Se necessário conduta cirúrgica, deve ser feita de forma tardia, 4 a 6 semanas após a resolução do quadro principalmente em casos de necrose infectada ou abcesso.

Complicações

- **Necrose estéril:** Normalmente não requer terapia. Não está indicado o uso de antibiótico profilático. Drenagem percutânea indicada em casos específicos.

- **Necrose infectada:** Normalmente observada após dez dias do quadro em desenvolvimento. A maioria são monomicrobianas. Nesses casos a antibioticoterapia está indicado com possibilidade de procedimento cirúrgico aberto ou minimamente invasivo.

- **Síndrome compartimental abdominal:** melhor abordada adiante no capítulo.

Abdômen agudo

Definição: O termo abdômen agudo significa um quadro de dor abdominal, de início súbito, comumente condição de urgência que requer diagnóstico rápido e específico envolvendo usualmente tratamento cirúrgico. o grande desafio para o profissional que trabalha na Terapia Intensiva é o diagnóstico precoce e a definição da necessidade, do melhor momento e do risco/benefício do tratamento cirúrgico. A anamnese e exame físico tem papel primordial em identificar a principal hipótese etiológica sindrômica para assim seguir uma investigação direcionada.

Etiologia: Diagnósticos mais comuns no abdômen agudo:

- Apendicite aguda
- Obstrução intestinal
- Diverticulite aguda
- Perfuração gastrointestinal
- Colecistite aguda
- Pancreatite aguda
- Doença inflamatória intestinal
- Causa vascular
- Causa ginecológica
- Causa urológica

Quadro clínico

Etiologia	Causas	Característica da dor	Sinais e sintomas	Exames de imagem
Inflamatório	Apendicite Colecistite Diverticulite Pancreatite Peritonite	Início insidioso Intensidade crescente de localização difusa até a localização no local do acometimento do peritônio parietal	Febre baixa vômitos, alteração hábito intestinal podendo evoluir para peritonite com sinais sistêmicos de sepse	Radiografia Ultrassonografia Tomografia computadorizada Videolaparoscopia
Obstrutivo	Bridas e aderência Ileo biliar Fecaloma Neoplasia	Dor em cólica, visceral, na região periumbilical ou hipogástrica com piora progressiva. Podendo evoluir para quadro de peritonite.	Aumento do peristaltismo Vômitos intensos Distensão abdominal Parada de eliminação de fezes e flatos	Radiografia Tomografia computadorizada
Perfurativo	Ulcera péptica perfurada Perfuração intestinal Neoplasias Corpos estranhos	Dor de inicio súbito de forte intensidade, contínua, sinais de peritonite precoce	Abdômen em tábua	Radiografia Tomografia computadorizada
Hemorrágico	Gravidez ectópica rota Ruptura de aneurisma, Rotura de baço Trauma	Dor súbita, intensa que evolui com sinais de choque	Sinais de choque hipovolêmico	Ultrassonografia Tomografia computadorizada Videolaparoscopia
Vascular	Embolia e trombose mesentérica	Dor súbita e intensa	Desproporção entre quadro clínico (dor intensa) e achados no exame físico (pouco alterado ou normal)	Radiografia Angiotomografia Videolaparoscopia

Desordens gastrointestinais

Passo 1: Checar sinais vitais

Cheque os sinais vitais (ABCD)
A (vias aéreas), B (respiração), C (circulação) D (disfunção sistema nervoso central)

↓ Alterado

Estabilização do estado fisiológico:
- Asseguras vias aéreas
- Acesso venoso
- Monitorização cardíaca
- USG abdominal
- TC abdominal

Atenção: estabilizar paralelo ao tratamento, investigação de história clínica

Normal

Diagnóstico
Doenças que requerem tratamento urgente:
- IAM
- Ruptura de aneurisma
- TEP
- Dissecção de aorta
- Tamponamento cardíaco

Doenças que requerem tratamento de emergência:
- Gestação ectópica
- Isquemia mesentérica
- Colangite severa
- Peritonite associada a choque séptico

↓

Cirurgia de emergência/ Discutir com cirurgião

Passo 2: Avaliação com anamnese e exame físico

Avaliar necessidade de cirurgia
1. História pregressa
   Dor aguda, início repentino, progressiva, fatores de melhora ou piora
2. Exame físico
   Dor visceral ou somática, localização
3. Precisa de intervenção cirúrgica?
   Sangramento/isquemia/peritonite/inflamação aguda da víscera abdominal

Anamese:
- Queixa principal
- História médica pregressa
- Etilismo/tabagismo

Exame físico:
- Sinais de peritonite
- Cicatriz operatória, hérnia, massa pulsátil

Investigação laboratorial e imagiológica:
- ECG
- Gasometria
  PaO_2, $PaCO_2$, Ph, BE, HCO_3, Lactato
- Análise sanguínea
  Eletrólitos, função renal e hepática, lipase, amilase, glicose, troponina, HBV, HCV, hemoculturas, BHCG
- USG abdominal
  Sangramento intra-abdominal, ascite, sinais inflamatórios, cálculos biliares
- Tomografia/Angiotomografia abdominal
  Sinais de isquemia ou inflamação, sangramento, pneumoperitônio

↓ Ausente   ↓ Presente

Investigação adicional, conservador | Cirurgia de emergência/discutir com cirurgião

Na suspeita de abdome agudo isquêmico:
- Não existem parâmetros laboratoriais suficientemente precisos para identificar conclusivamente a presença ou ausência de intestino isquêmico ou necrótico, embora lactato elevado, leucocitose e dímero D podem ajuda
- A angiotomografia computadorizada (CTA) deve ser realizada sem demora em qualquer paciente com suspeita

Síndrome compartimental abdominal e hipertensão intra-abdominal

Definição: A hipertensão intra-abdominal (HIA) e a síndrome compartimental abdominal (SCA) são condições recorrentes em unidades de terapia intensiva. O valor normal da pressão intra-abdominal (PIA) gira em torno de 0-5mm/Hg. A SCA, por sua vez, é definida como um estado patológico causado por um aumento agudo e sustentado na PIA, alcançando acima de 20 mmHg, associado a novas disfunções orgânicas.

Hipertensão intra-abdominal	Definida a partir de valores sustentados de PIA acima de 12 mmHg
Síndrome compartimental abdominal	PIA sustentada acima de 20 mmHg associada ao surgimento de nova disfunção orgânica

Etiologias da Hipertensão intra-abdominal

Diminuição da complacência da parede abdominal: Insuficiência respiratória aguda, cirurgia abdominal, hematoma na parede, trauma abdominal grave, queimaduras graves com cicatriz abdominal, obesidade (IMC > 30), posição prona ou cabeceira > 30°

Aumento do volume intra-abominal: Dilatação do trato gastrointestinal (gastroparesia, distensão gástrica, íleo, volvo, pseudoobstrução do cólon), massa intra-abdominal ou retroperitoneal, hemoperitônio, pneumoperitônio, ascite.

Combinação entre ambas: sepse ou choque séptico, pancreatite aguda, politransfusão, acidose, politraumatismo grave

Indicações para monitorização da PIA: Recomenda-se monitorização da pia para pacientes com 2 fatores de risco ou mais para Hipertensão intra-abdominal.

Técnica adequada para monitorização da pia

- Medida expressa em mmHg (1 mmHg = 1,36 cmH2O)
- Medida realizada no final da expiração
- Medida realizada em posição supina "Zero" do sistema no nível da linha axilar média
- Medida realizada com instilação intravesical de no máximo 25 mL de solução salina
- Mensuração realizada 1 min após a instilação para permitir relaxamento do músculo detrusor da bexiga

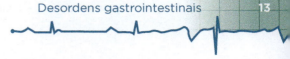

Manejo da Hipertensão intra-abdominal

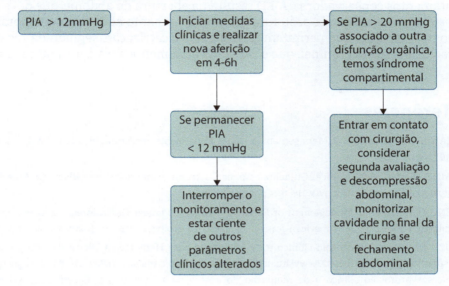

Medidas clínicas para redução da PIA:
- Corrigir balanço hídrico positivo
- Diuréticos
- Hemodiálise com ultrafiltrado
- Melhoras complacência abdominal
- Sedação e analgesia
- Bloqueador neuromuscular
- Evitar cabeceira da cama >30°
- Estratégias de ventilação
- Reduzir conteúdo líquido abdominal
- Paracentese / Drenagem percutânea
- Reduzir conteúdo intra-luminal:
- Descompressão nasogástrica / Descompressão retal
- Agentes pró-cinéticos

Recorrendo a abordagem cirúrgica na PIA: A descompressão cirúrgica do abdome é o tratamento de escolha para pacientes com SCA, em especial naqueles em que a HIA se torna refratária aos tratamentos conservadores e a disfunção orgânica é evidente. Esse método mostrou ser bastante efetivo em pacientes submetidos à laparotomia com alto risco de desenvolver HIA/SCA. Contudo, a laparotomia descompressiva (LD) deixa o paciente com o abdome aberto, levando a diversas complicações. A LD é usada em indivíduos com HIA que não respondem a tratamentos conservadores. A LD resulta na abertura do abdome, que deve ser coberto com uma camada protetora ou com fechamento abdominal temporário, como tela, técnicas que permitem uma melhor cicatrização, seguido da reconstrução da parede abdominal, que é realizada geralmente após a normalização da PIA.

Referências

1. STANLEY, A. J.; LAINE, L. Management of acute upper gastrointestinal bleeding. BMJ, v. 364, p. l536, 25 mar. 2019.

2. LAINE, L. et al. ACG Clinical Guideline: Upper Gastrointestinal and Ulcer Bleeding. American Journal of Gastroenterology, v. 116, n. 5, p. 899–917, 2021.

3. SENGUPTA, N. et al. Management of Patients With Acute Lower Gastrointestinal Bleeding: An Updated ACG Guideline. American Journal of Gastroenterology, v. 118, n. 2, p. 208–231, 21 set. 2022.

4. SUZEIDI, B. et al. Protocolo Clínico e de Regulação para Hemorragia Digestiva Alta [s.l: s.n.]. Disponível em: <https://www.hu.usp.br/wpcontent/uploads/sites/176/2017/06/432_Digestiva_Diversas_protocolo_clinico_e_de_regulacao_do_acesso_para_hemorragia_digestiva_alta.pdf>.

5. POWELL, M.; JOURNEY, J.D. Sengstaken-Blakemore Tube. 2023. Disponível em: https://www.ncbi.nlm.nih.gov/books/NBK558924/#article-90814.s2.

6. Mendes JJ, Silva MJ, Miguel LS, Gonçalves MA, Oliveira MJ, Oliveira CDL, Gouveia J. Sociedade Portuguesa de Cuidados Intensivos guidelines for stress ulcer prophylaxis in the intensive care unit. Rev Bras Ter Intensiva. 2019;31(1):5-14. doi: 10.5935/0103-507X.20190002. Epub 2019 Feb 28. PMID: 30843949; PMCID: PMC6443317.

7. Guia do Episódio de Cuidado. [s.l: s.n.]. 2021. Disponível em: <https://medicalsuite.einstein.br/pratica- medica/Pathways/Profilaxia-de-ulcera-por-estresse.pdf>.

8. VAN DEN BERG, F. F.; BOERMEESTER, M. A. Update on the management of acute pancreatitis. Current Opinion in Critical Care, v. Publish Ahead of Print, 24 jan. 2023.

9. MAYUMI, T. et al. The Practice Guidelines for Primary Care of Acute Abdomen 2015. Japanese Journal of Radiology, v. 34, n. 1, p. 80–115, 18 dez. 2015.

10. BALA, M. et al. Acute mesenteric ischemia: updated guidelines of the World Society of Emergency Surgery. World Journal of Emergency Surgery, v. 17, n. 1, 19 out. 2022.

11. AZEVEDO, L. et al. Medicina Intensiva Abordagem Prática. 5. ed. [s.l: s.n.]. GUIMARÃES, H. et al. Manual de Medicina Intensiva AMIB. 1. ed. [s.l: s.n.]. Caldas BS, Ascenção AMDS. PROTOCOLS FOR DIAGNOSIS AND MANAGEMENT OF INTRA-ABDOMINAL HYPERTENSION IN INTENSIVE CARE UNITS. Rev Col Bras Cir. 2020 Jan-Fev;47:e20202378. Portuguese, English. doi: 10.1590/0100-6991e-20202415. PMID: 32294690.

12. MILANESI, R.; CAREGNATO, R. C. A. Intra-abdominal pressure: an integrative review. Einstein, v. 14, n. 3, p. 423– 430, 2016.

Paciente hepatopata na UTI ²

Lorena Macedo Araújo Miranda
Eduarda Vitória Koche Uncini
Ana Luiza Moraes Barroso

A cirrose hepática é uma doença progressiva na grande maioria dos casos. A história natural da doença hepática avançada é de declínio progressivo na capacidade funcional do fígado devido à extinção dos hepatócitos, juntamente com a ruptura arquitetônica do fígado e o comprometimento associado na circulação portal normal. O resultado líquido desses processos é um impacto dramático em sistemas de órgãos adicionais, com influência mais pronunciada nas funções neurológica, circulatória e renal.

Disfunção abdominal

As principais complicações abdominais em cirróticos na UTI são ascite e peritonite bacteriana espontânea.

Ascite

Fisiopatologia: ocorre após o desenvolvimento de hipertensão portal e retenção natrêmica pelos rins. A retenção de sódio contribui com a expansão do volume extracelular e a formação de ascite e edema.

Recomenda-se que **todo paciente hospitalizado por piora da ascite por complicações cirróticas seja realizado uma paracentese diagnóstica**. O gradiente da albumina soroascite (GASA) ≥ 1,1 g/dL reforça a hipertensão portal como etiologia. Podemos classificar a ascite em três categorias, as quais irão direcionar o tratamento:

Grau 1	Detectável pelo USG
Grau 2	Distensão moderada e simétrica do abdômen
Grau 3	Distensão abdominal acentuada

Tratamento: recomendado a partir do Grau 2.

- Restrição de ingesta de sódio.
- Prescrição de diuréticos.

  Espironolactona 100-400 mg/dia (preferencial).

  Furosemida 40-160mg/dia.

- Paracentese de repetição: principalmente com ascite refratária ou como medida inicial em ascite grau 3.

  Se paracentese de grande volume (> 5 Litros), recomenda-se reposição de albumina 8 g/L de ascite removida.

Peritonite Bacteriana Espontânea

Definição: é a infecção bacteriana mais comum em pacientes com cirrose e ascite. Representa a infecção do líquido ascítico sem evidência de fonte secundária intra-abdominal, guardando como possível mecanismo a translocação bacteriana para o líquido peritoneal.

Diagnóstico: a PBE não é um diagnóstico clínico e não pode ser feita sem análise do líquido ascítico, idealmente dentro das primeiras 6h da suspeita da patologia. Então, deve-se coletar uma amostra do líquido ascítico para estudo através da paracentese diagnóstica. Fechando o diagnóstico caso o LA contenha celularidade ≥ 250 neutrófilos/mm³, mesmo com cultura negativa.

Tratamento: indicado em pacientes com bacterascite e sinais de infecção ou inflamação sistêmica. Iniciar com antibioticoterapia empírica

- Cefalosporina de terceira geração por 5-7 dias:

  Cefotaxima EV 2g de 8/8 por 5 dias;

  Ceftriaxona EV 1-2mg 24/24h por 5 dias.

- Associação com albumina na dose de 1,5 g/kg nas primeiras 6h e infusão de 1 g/kg no terceiro dia reduziu disfunção renal e mortalidade intra-hospitalar.

- Podem ser usados ainda antibióticos da classe das quinolonas ou amoxacilina/ácido clavulânico.

Controle da PBE: deve-se coletar líquido ascítico após 48h do início do antibiótico, espera-se que em caso de patologia controlada haja: Redução de 25% da contagem inicial de PMN, desaparecimento dos sintomas e negativação da cultura do líquido ascítico.

Profilaxia primária: uma conclusão razoável destes dados é que os pacientes com cirrose que apresentam sangramento gastrointestinal superior agudo (por varizes ou outras causas) devem receber antibióticos profiláticos, de preferência antes da endoscopia. Sendo eles:

- Norfloxacino 400 mg VO 12/12h por 7 dias OU
- Ciprofloxacino 200 mg EV 24/24h até conversão para norfloxacino VO

Disfunção neurológica

Encefalopatia hepática

Fisiopatologia: em geral se dá pelo acúmulo de amônia e outras toxinas depressoras do sistema nervoso central. A amônia é produzida pela interação entre bactérias e enzimas colônicas, e em seguida atinge a circulação entero-hepática, local em que seria convertida em ureia se o metabolismo do fígado cirrótico não estivesse prejudicado. A amônia produzida em excesso e/ou clareada em déficit se encaminha à circulação sistêmica, podendo transpassar a barreira hematoencefálica. Além do dano direto ao neurônio, a amônia em combinação com glutamato forma glutamina, aminoácido osmótico relacionado ao edema cerebral e em alguns casos à hipertensão intracraniana.

Quadro clínico: a EH manifesta apresenta-se com uma infinidade de achados neurológicos, incluindo alteração do estado mental, confusão, fala lenta, hiperventilação, perda de habilidades motoras finas, asterix, distúrbios de movimentos extrapiramidais, clônus, hiperreflexia e convulsões. Em casos graves, pode ocorrer postura descerebrada e decorticada, e o coma ocorre nos piores casos.

Tabela 2.1. Classificação de encefalopatia hepática West-Haven

Grau 0	Sem anormalidades
Grau I	Desatenção, ansiedade, euforia, apatia
Grau II	Desorientado no tempo, comportamento inadequado
Grau III	Sonolência responsiva a estímulos, confusão grosseira
Grau IV	Coma

Fonte: GED Gastroenterol. Endosc. Dig. 2011: 30 (Separata):10-34.

Tabela 2.2. Fatores precipitantes de EH

Infecção
Drogas - benzodiazepínicos, opioides
Desidratação
Distúrbios HE
Acidose
Álcool
Constipação

Fonte: Portaria SES-DF Nº 279 de 14 de junho de 2024, publicada no DODF Nº114 de 18/06/24.

Diagnóstico: essencialmente clínico com investigação apropriada dos antecedentes do paciente. A exclusão de outras causas de encefalopatia ou a identificação e correção de fatores precipitantes é essencial na avaliação de todo paciente com encefalopatia hepática. A dosagem dos níveis séricos de amônia para o diagnóstico de EH é limitada, não sendo essencial para o diagnóstico.

Tratamento: uma abordagem abrangente da encefalopatia hepática implica **avaliação diagnóstica precisa, exclusão de outras causas, identificação e tratamento de fatores precipitantes e terapia para reduzir a amônia sérica**. Os pacientes com EH grave necessitam de tratamento de suporte na unidade de cuidados intensivos, com monitoramento e às vezes controle da função cardiorrespiratória e neurológica. A terapia farmacológica concentra-se no controle da produção de amônia e absorção no trato gastrintestinal bem como aumento da sua eliminação.

- Lactulose:
  Oral: 60-150 mL/dia, objetivando três evacuações pastosas em 24h.
- Enema com clister glicerinado.
- Rifaximina: demonstrou otimizar a resposta clínica quando associada à lactulose, mas é pouco disponível em serviços brasileiros.

Disfunção Renal

Síndrome hepatorrenal

Definição: a síndrome hepatorrenal (SHR) corresponde à perda de função renal, potencialmente reversível, que ocorre em pacientes com doença hepática crônica e ascite, caracterizada pelo desenvolvimento de insuficiência renal com histologia renal normal e na ausência de drogas nefrotóxicas, doença renal intrínseca, sepse e hipovolemia como consequência de uma alteração da resistência vascular sistêmica e renal.

Fisiopatologia: nesse regime há um aumento da produção de substâncias vasodilatadoras na circulação esplâncnica (em especial o óxido nítrico), representando parte do volume intravascular. A redução do volume circulante efetivo induz o aumento do débito cardíaco facilitado pela baixa resistência vascular sistêmica, iniciando o estado hiperdinâmico do cirrótico. Quando esse mecanismo se torna insuficiente, agrava-se o estado de redução do volume circulante efetivo entendido pelo rim como hipovolemia. Nesse cenário, há ativação do sistema renina-angiotensina-aldosterona (SRAA) e do sistema nervoso simpático com consequente retenção de água e sódio e vasoconstrição renal.

Tipo I	Diminuição rapidamente progressiva da função renal, definida pelo aumento > 100% da creatinina sérica basal para um valor final > 2,5 mg/dL em duas semanas
Tipo II	Perda gradual da função renal, estabelecendo-se em semanas a meses. A apresentação clínica é de piora lenta e progressiva da função renal associada a ascite refratária

Critérios diagnósticos

Quadro 2.1. Critérios diagnósticos de SHR pela International Club of Ascites (ICA)

- Diagnósticos de cirrose com ascite
- Aumento de creatinina sérica de 0,3 mg/dL e/ou 50% do basal em 48h
- Ausência de choque
- Ausência de melhora da função renal após 2 dias de suspensão dos diuréticos e expansão volêmica com albumina 1 g/kg/dia
- Ausência de uso concomitante de fármacos nefrotóxicos [anti-inflamatórios não esteroides (AINE), aminoglicosídeos, contraste iodado etc.]
- Nenhum sinal macroscópico de lesão renal estrutural (ausência de proteinúria > 500 mg/dia, sem hematúria > 50 hemácias p/c e ultrassonografia do aparelho urinário normal)

Tratamento: o tratamento envolve a restauração do volume circulante efetivo com albumina concentrada e vasoconstritores. O vasoconstritores de escolha é a Terlipressina 0,5-1 mg a cada 4-6 horas ou infusão contínua de noradrenalina objetivando aumento de ao menos 10 mmHg na pressão arterial média, juntamente com a reposição de albumina na dose de 1,5 mg/kg no primeiro dia e 1,0 mg/kg no terceiro dia. Tais medidas aumentam a chance de reversão da lesão renal, porém o tratamento definitivo consiste no transplante hepático. O tratamento também inclui suspender drogas nefrotóxicas e hipotensoras (betabloqueadores, IECA).

Disfunção hematológica

Coagulopatia

Etiologia: distúrbio complexo e variável que pode predispor a sangramento anormal devido a disfunção plaquetária (qualitativa e quantitativa) e redução de fatores pró-coagulantes (fatores dependentes de vitamina K – 2, 7, 9 e 10). Da mesma forma, pode existir predisposição a eventos tromboembólicos.

Avaliação: TAP / RNI, KPTT, contagem de plaquetas e fibrinogênio.

Coagulograma na insuficiência hepática						
	TAP	KPTT	Fibrinogênio	D-dímero	Tempo de sangramento	Plaquetas
Estágio inicial	↑	Normal	Não afetado	Não afetado	Não afetado	Não afetado
Estágio final	↑	↑	↓	↑	↑	↓

Conduta: a correção dos defeitos hemostáticos com transfusão de hemoderivados é necessária em caso de sangramento ativo ou necessidade de procedimentos invasivos complexos.

Parâmetro laboratorial	Tratamento
RNI > 1,5-2	Plasma fresco congelado
KPTT > 1,3-1,5 vezes o controle	Plasma fresco congelado
Plaquetas < 50.000/mm³	Plaquetas
Fibrinogênio < 100 mg/dL	Crioprecipitado

Hemorragia digestiva alta

Etiologia: a hemorragia digestiva alta é a principal forma de sangramento em hepatopatas crônicos em grande parte devido a presença de hipertensão portal, apesar disso as úlceras gástricas e duodenais seguem sendo as grandes causadoras desse sangramento (Abordagem da hemorragia digestiva não varicosa no capítulo de Desordens Gastrointestinais).

Quadro clínico: o sangramento varicoso geralmente possui maior necessidade de procedimentos para hemostasia, porém, independentemente do fator desencadeante (varicoso ou não varicoso), o sangramento no cirrótico torne-se mais complicado devido a presença de coagulopatia associada.

Fatores de risco: ingesta alcoólica, comprometimento da função hepática (Child B e C) e elevado gradiente pressóricos portal (> 12 mmHg).

Manejo:

- Monitorização hemodinâmica e de sinais vitais, atentando-se para os graus de choque e para as suas respectivas abordagens, e para as indicações de garantir uma via aérea definitiva (rebaixamento do nível de consciência, hematêmese em curso e alterações no padrão respiratório).
- A infusão de cristaloides e hemoderivados deve ser iniciada precocemente visando a restauração de perfusão tecidual e oxigenação adequadas, o alvo de

hemoglobina deve ser entre 7-9 g/dL, podendo ser ainda maior em pacientes com sangramento ativo ou condições crônicas com possibilidade de descompensação aguda como cardiopatias e DPOC. Deve-se ter como meta PAS entre 90-100 mmHg e frequência cardíaca abaixo de 100 bpm, mantendo uma hipovolemia relativa para evitar piora ou retorno do sangramento.

- A presença de sangramento ativo e coagulopatia (RNI >1,5) ou plaquetopenia (< 50.000/μL) deve ser considerada indicação para plasma fresco congelado ou transfusão de plaquetas. Porém, raramente plasma fresco congelado e crioprecipitado melhoram distúrbios de coagulação em contexto de hepatopatias. Deve-se individualizar o uso dessas categorias terapêuticas conforme gravidade do sangramento e presença de evidências clínicas de coagulopatia.

- A existência inicial de dificuldade para diferenciação etiológica deve indicar empiricamente indicada a supressão gástrica (bloqueador de bomba de próton EV) e vasoconstrição esplâncnica (octreotide, terlipressina ou somatostatina, objetivo de reduzir a pressão venosa portal).

- O uso de antiagregantes e anticoagulantes deve ser temporariamente suspenso desde que os benefícios superem os riscos. Não há indicação de uso de ácido tranexâmico no contexto de hemorragias digestivas.

- Após a ressuscitação inicial e a realização dos medicamentos pertinentes, o paciente deve ser submetido a endoscopia digestiva alta o mais precocemente possível, preferencialmente em até 12 horas. Em caso de sangramento de etiologia varicosa, pode ser indicada intervenção com ligadura elástica (associada a melhores desfechos) ou escleroterapia. É indicada também a profilaxia secundária com betabloqueadores.

- Balão de Sengstaken-Blakemore: é considerada uma alternativa eficaz de tratamento paliativo em vigência da hemorragia digestiva por varizes de esôfago, com finalidade de promover a hemostasia momentânea, por curto período de tempo (menor que 24 horas) até ser possível o tratamento definitivo (medicamentoso, endoscópico ou cirúrgico). A colocação do tubo de Sengstaken-Blakemore é indicada para pacientes instáveis com hemorragia não controlada. Em alguns casos, a endoscopia não está disponível ou na ausência de médicos especialistas disponíveis. O balão de Sengstaken-Blakemore é apenas uma medida de resgate temporário e ainda um tratamento definitivo é sempre necessário.

Complicações: encefalopatia hepática, peritonite bacteriana espontânea e síndrome hepatorrenal. Podem ser utilizados medicamentos laxativos com o objetivo de reduzir o risco de encefalopatia, e antibioticoprofilaxia para profilaxia de PBE, a coleta de culturas deve ser mandatória.

Alterações funcionais

Insuficiência hepática aguda

Definição: perda abrupta da função hepática em indivíduos sem doença hepática prévia, originada de diferentes etiologias, porém apresenta-se como uma síndrome clínica relativamente uniforme caracterizada por encefalopatia e coagulopatia dentro de 6 meses após o início dos sintomas hepáticos.

Etiologia: uso excessivo de paracetamol (acidental ou tentativa de suicídio), hepatites virais (principalmente A, B e E, herpes, parvovírus), reações de idiossincrasia a drogas (AINEs, anticonvulsivantes e alguns antibióticos como derivados de sulfas e medicamentos para tuberculose).

Diagnóstico: clínico-laboratorial (alterações neurológicas associadas a alargamento de TAP) de início agudo sem história prévia de cirrose hepática. Hipertensão portal e ascite estão geralmente ausentes, exceto em casos subagudos. A biópsia hepática deve ser indicada em caso de não definição etiológica pelo histórico clínico.

Tratamento: suporte clínico associado a conduta específica quando existente.

- Correção de coagulopatia (avaliar tabela de indicações).
- Transplante hepático de urgência indicado se idade ≥ 18 anos, expectativa de vida sem transplante inferior a sete dias, início da encefalopatia dentro de oito semanas dos primeiros sintomas de doença hepática, ausência de doença hepática preexistente, disponibilidade para longa permanência na UTI e pelo menos um dos seguintes critérios - dependência de ventilação mecânica, necessidade de terapia de substituição renal ou INR > 2.

Etiologia	Tratamento específico
Intoxicação por paracetamol	N-acetilcisteína (VO se encefalopatia grau I, EV se encefalopatia > grau I).
Herpes vírus	Aciclovir 30 mg/kg/dia EV
Hepatite autoimune	Metilprednisolona 60 mg/dia EV
Hepatite B	Lamivudina 100-150 mg/dia VO
Síndrome HELLP	Indução de parto

- O escore MELD é usado para estratificar gravidade, sendo capaz de prever mortalidade e auxiliar na determinação de prioridade na lista de transplante hepático. São utilizados como parâmetros os níveis de bilirrubina, creatinina e RNI.

Insuficiência hepática crônica agudizada

Definição: deterioração aguda de doença hepática crônica preexistente, frequentemente relacionada a evento precipitante, e associada a elevada mortalidade em 3 meses em decorrência de disfunção de múltiplos órgãos e sistemas. Apresenta potencial de reversibilidade com o controle do fator desencadeante.

Fatores precipitantes: infecções bacterianas, superinfecção viral, hepatite alcoólica, drogas ou hepatotoxinas, procedimentos cirúrgicos, hemorragia digestiva varicosa.

Diagnóstico: avaliação com base nas disfunções orgânicas (escore SOFA adaptado / CLIF-SOFA).

- Disfunções orgânicas possíveis: creatinina ≥ 2 mg/dL, EH III-IV, RNI ≥ 2,5 ou plaquetas < 20.000/mm³, bilirrubina total ≥ 12 mg/dL, relação P/F ≤ 200, uso de drogas vasoativas.

Classificação: ACLF Score (preferível), pode ser realizada estratificação de risco da hepatopatia prévia com base no escore Child-Pugh com maior risco de descompensação associada a maior gravidade da condição prévia.

ACLF Score

Grau I	Disfunção renal isolada. Qualquer outra disfunção com Cr entre 1,5-1,9 mg/dL ou EH I-II
Grau II	Presença de duas disfunções.
Grau III	Presença de três ou mais disfunções.

Score Child-Pugh

Pontuação	1 ponto	2 pontos	3 pontos
Encefalopatia	Ausente	Grau I-II	Grau III-IV
Ascite	Ausente	Pequena	Moderada
Albumina	> 3,5 g/dL	2,8-3,5 g/dL	< 2,8 g/dL
Bilirrubina	<2 mg/dL	2-3 mg/dL	> 3 mg/dL
RNI	< 1,7	1,7-2,2	> 2,2
	A: 5-6 pontos	B: 7-9 pontos	C: 10-15 pontos

Tratamento: a abordagem inicial deve ser a intervenção rápida e precoce frente a um fator potencialmente desencadeante como forma de profilaxia primária da agudização. Uma vez estabelecida, o foco deve ser a monitorização e o suporte intensivo para as disfunções orgânicas, o transplante hepático deve ser considerado.

- Pacientes classificados como ACLF grau III possuem elevada probabilidade de óbito em até 28 dias, portanto deve ser considerada a limitação de suporte intensivo em caso de refratariedade clínica.

Referências

1. Hou W, Sanyal AJ. Ascites: diagnosis and management. Med Clin North Am. 2009 Jul;93(4):801-17, vii. doi: 10.1016/j.mcna.2009.03.007. PMID: 19577115.

2. Dever JB, Sheikh MY. Editorial: spontaneous bacterial peritonitis--bacteriology, diagnosis, treatment, risk factors and prevention. Authors' reply. Aliment Pharmacol Ther. 2015 Jun;41(12):1298. doi: 10.1111/apt.13226. PMID: 25968149.

3. Olson JC. Intensive Care Management of Patients with Cirrhosis. Curr Treat Options Gastroenterol. 2018 Jun;16(2):241-252. doi: 10.1007/s11938-018-0182-2. PMID: 29616404.

4. Zafirova Z, O'connor M. Hepatic encephalopathy: current management strategies and treatment, including management and monitoring of cerebral edema and intracranial hypertension in fulminant hepatic failure. Curr Opin Anaesthesiol. 2010 Apr;23(2):121-7. doi: 10.1097/ACO.0b013e32833724c3. PMID: 20124996.

5. Villanueva C, Colombo A Bosh A, et al. Transfusion strategies for acute upper gastrointestinal bleeding. N Engl J Med 2013;368:11.

6. Powell M, Journey JD. Sengstaken-Blakemore Tube. 2023. Disponível em: https://www.ncbi.nlm.nih.gov/books/NBK558924/#article-90814.s2.

7. Ginès P, Cárdenas A, Arroyo V, Rodés J. Management of cirrhosis and ascites. N Engl J Med. 2004 Apr 15;350(16):1646-54. doi: 10.1056/NEJMra035021. PMID: 15084697.

8. Bernal W, Auzinger G, Dhawan A, et al. Acute liver failure. Lancet 376; 2010.

9. Azevedo L, et al. Medicina Intensiva Abordagem Prática. 5. ed. [s.l: s.n.].

10. Guimarães H, et al. Manual de Medicina Intensiva AMIB. 1. ed. [s.l: s.n.].

Desordens hematológicas e oncológicas no paciente crítico

3

Brenno Cardoso Gomes
Ângelo Aparecido de Barros Junior

Em 2024, não há motivos na UTI, em pacientes clínicos, para buscar hemoglobina acima de 7 g/dL. Na otimização hemodinâmica de pacientes cirúrgicos, valores ligeiramente superiores podem ser empregados. Tanto faz hemácias novas ou "velhas" (tema bem sedimentado).

Ao pensar na transfusão de plaquetas em pacientes críticos, temos o ponto de corte de 50.000 mm³ como um gatilho adequado para eventuais transfusões, por exemplo, antes da punção de acesso venoso central. Lembrar que podemos realizar aférese plaquetária em alguns cenários: uma aférese de plaquetas pode equivaler de 3 a 8 unidades de plaquetas convencionais, podendo aumentar a contagem de plaquetas em mais de $30 \times 10^9/L$. Após 10 a 60 minutos de uma transfusão de plaquetas, atinge-se o valor máximo. As plaquetas transfundidas geralmente sobrevivem no sangue por cerca de três dias.

Tabela 3.1. Achados laboratoriais em vários distúrbios plaquetários e de coagulação na UTI

Condição	TAP	TTPA	FFibrinogênio	dímero d	Tempo de sangramento	Plaquetas	Achados no esfregaço sanguíneo
Deficiência ou uso de vitamina K Antagonista da vitamina K	Prolongado	Normal ou levemente prolongado	Normal	Não afetado	Não afetado	Não afetado	
Aspirina ou tienopiridinas	Normal	Normal	Não afetado	Não afetado	Prolongado	Não afetado	
Falência hepática							
Estágio inicial	Prolongado	Normal	Não afetado	Não afetado	Não afetado	Não afetado	
Estágio final	Prolongado	Prolongado	Baixo	Aumento	Prolongado	Diminuiu	
Uremia	Normal	Normal	Não afetado	Não afetado	Prolongado	Não afetado	
Coagulação intravascular disseminada	Prolongado	Prolongado	Baixo	Aumento	Prolongado	Diminuiu	Hemácias fragmentadas
Púrpura trombocitopênica trombótica	Normal	Normal	Não afetado	Não afetado	Prolongado	Muito baixo	Hemácias fragmentadas
Hiperfibrinólise	Prolongado	Prolongado	Baixo	Muito alto	Possivelmente prolongado	Não afetado	

Não podemos esquecer de manter valores de INR abaixo de 1,5 e fibrinogênio acima de 1,5 g/L no paciente com sangramento ativo. Para corrigir alargamento de INR, pode ser utilizado complexo protrombínico ativado ou plasma na dose de 15-20 mL/kg. Para corrigir queda de fibrinogênio, devemos optar por crioprecipitado (8 a 10 unidades) ou fibrinogênio ativado 25-50 mg/kg.

Em casos de queda de fibrinogênio, há possibilidade de hiperfibrinólise, sendo essencial diagnosticá-la antes de usar antifibrinolíticos na dose de 1g no ataque. A tabela abaixo resume as principais condições clínicas na UTI e suas correlações laboratoriais.

Mensagens para casa

Metas no sangramento maciço no paciente crítico:
Hb maior que 7 g/dL; plaquetas maiores que 50×10^9/L; TTPA e TAP menor que 1,5; Fibrinogênio maior que 1,5-2,0 g/L; cálcio iônico maior que 1 mmol/L. Abaixo temos um resumo da relação de agentes antitrombóticos e procedimentos para reversão observando que alguns não estão disponíveis.

Ainda há algumas dúvidas e questões sobre a quimioprofilaxia contra tromboembolismo venoso no paciente crítico. Vamos simplificar:

- Heparina não fracionada na dose de 5.000 U a cada 8h no paciente de alto risco.
- Heparina de baixo peso molecular na dose mínima de 40 U diárias. Redução da dose na perda de função renal (Clearance menor que 30 mL/min) deve ser considerada, dando preferência a HNF nesses casos. Dalteparina pode ser uma opção.
- Avaliar a atividade do Fator anti-Xa se possível, especialmente ao optar por enoxaparina.

Na anticoagulação terapêutica:

- Enoxaparina 1 mg/kg SC de 12/12h. Em idades acima de 75 anos, 0,75 mg/kg SC de 12/12h.
- Em clearance renal menor que 30 mL/min, usar 1 mg/kg SC 1 × ao dia.

Protamina é o antídoto para ambas as heparinas mais utilizadas (enoxaparina e HNF). As doses são calculadas da seguinte forma: dose do bolus de HNF em UI dividido por 100 = dose de protamina em mg; dose da infusão de HNF na última hora em UI dividido por 40 = dose de protamina em mg. Para enoxaparina, 1 mg é revertido com 1 mg de protamina.

Em hepatopatias, todos anticoagulantes devem ser usados com cautela.

Contraindicações absolutas para a profilaxia de tromboembolismo venoso (TEV) incluem:

- Hemorragia ativa.
- Distúrbios hemorrágicos adquiridos.
- Uso concomitante de anticoagulantes, como varfarina.
- Punção lombar/peridural esperada nas próximas 12 horas ou realizada nas 4 horas anteriores.

- Acidente vascular cerebral (AVC).
- Trombocitopenia (plaquetas < 75 × 10^9/l).
- Hipertensão sistólica não controlada (230/120 mmHg ou superior).

Pacientes com níveis supra terapêuticos de INR (4,5 a 10) sem sangramento clínico visível geralmente não necessitam de administração de vitamina K. A omissão da dose da varfarina geralmente é suficiente. Tanto a vitamina K oral quanto a intravenosa apresentam eficácia semelhante.

Em pacientes urêmicos, o DDAVP nasal ou vasopressina endovenosa é a medicação mais potente para controle do sangramento. O uso de crioprecipitado para fornecer fibrinogênio pode ser útil.

Tabela 3.2. Agentes antitrombóticos e suas características

Agente	Procedimento para reversão
Aspirina	Transfusão de plaquetas; considerar uso de desmopressina
Clopidogrel, prasugrel, ticagrelor	Transfusão de plaquetas
Heparina não fracionada (HNF)	Protamina (dose de 1 mg) neutraliza 80-100 U HNF
Heparina baixo peso molecular	Protamina reverte 60% do efeito; considere uso de fator VIIa
Fondaparinux	Sem antídoto específico. considere uso de fator VIIa
Antagonista Vit K	Vitamina K intravenosa (1 a 5 mg) e complexo protrombínico (CPP), (25 a 50 U/kg); usar plasma se não tiver CPP
Dabigatrana	Idarucizumab; carvão ativado se administração da droga dentro de 2h; considera TRS (terapia substitutiva renal); considerar CPP e fator VIIa
Rivaroxabana, apixabana, edoxabana	Complexo protrombínico, Fator VIIa, transfusão de plaquetas e CH, andexanet alfa, ciraparantag, medidas gerais.

Púrpura trombocitopênica trombótica (PTT)

Classicamente, a Púrpura trombocitopênica trombótica (PTT) pode manifestar anemia hemolítica microangiopática, trombocitopenia, febre, lesão renal aguda e achados neurológicos graves. Esta pentade é predefinida em menos de 5% dos pacientes. A plasmaferese é considerada um divisor de águas no manejo desta doença. O Rituximabe é utilizado nos casos refratários, ou seja, quando a plasmaferese e os glicocorticoides não são suficientes ou quando há recidiva após a interrupção destes. Importante destacar que a PTT é uma doença de alta mortalidade.

Trombocitopenia induzida pela heparina (TIH)

É crucial ressaltar que nenhum escore substitui o julgamento clínico no diagnóstico de TIH. O 4Ts (trombocitopenia, tempo de queda da contagem de plaquetas, trombose, outras causas para presença de trombocitopenia) é considerado um guia confiável, mas o julgamento clínico ainda é mais ponderado. O fondaparinux é uma das únicas heparinas de baixo peso molecular que não causa TIH, mas carece de um antídoto específico e é eliminado pelos rins. Os novos anticoagulantes são opções alternativas às heparinas.

Pacientes hemofílicos

No tratamento de sangramentos em pacientes hemofílicos, é importante considerar o uso do FEIBA (combinação dos Fatores II, VII, IX e X). O FEIBA contém as proenzimas dos fatores do complexo de protrombina, protrombina, FVII, FIX e FX, mas apenas em quantidades muito pequenas de seus produtos de ativação, com exceção do FVIIa, que está contido no FEIBA em maiores quantidades. O FEIBA controla o sangramento por indução e facilitação da geração de trombina, sendo uma opção relevante para esses pacientes.

Hipertensão intracraniana no paciente oncológico

A dexametasona não atua apenas por seu efeito anti-inflamatório, mas também possui mecanismos diretos para reduzir o edema induzido por tumores. Recomenda-se uma dose de 4 a 6 mg EV a cada 6 horas, utilizando precocemente.

Púrpura trombocitopênica idiopática (PTI)

O tempo de resposta da dexametasona é de 2 a 14 dias, agindo mais rapidamente. Já a prednisona tem um tempo de resposta de 4 a 14 dias. Em casos que demandam uma resposta mais rápida, como sangramento ativo ou procedimento invasivo urgente, a imunoglobulina intravenosa (IGIV) pode ser utilizada, aumentando a contagem de plaquetas em 24 a 48 horas.

Síndrome da veia cava superior

A Síndrome da veia cava superior (SVCS) é uma verdadeira emergência médica, com alto risco de comprometimento repentino das vias aéreas e/ou edema cerebral. O tratamento inclui o manuseio das vias aéreas e radioterapia precoce. A colocação de Stent de recanalização endovenosa é considerada uma primeira linha de tratamento para o alívio dos sintomas imediatos.

Efeito Warburg

Tipo grave de acidose láctica, tipo B. Propõe-se que as células tumorais desloquem sua produção de energia predominantemente para uma elevada taxa de glicólise seguida de fermentação do ácido láctico no citosol. A condição é um preditor de mortalidade na UTI. A conduta principal é avaliar o prognóstico e propor quimioterapia, se ainda indicada.

Náusea e vômitos no paciente oncológico

Esteroides, olanzapina e ondansetrona são opções de tratamento.

Mieloma Múltiplo e CRAB

Os sintomas do CRAB são considerados diagnósticos de MM com evidência de proliferação de células plasmáticas monoclonais na medula óssea.

- C = Hipercalcemia
- R = Injúria renal
- A = Anemia
- B = Lesões ósseas

Leucemia promielocítica aguda

A Leucemia promielocítica aguda (LPA) é uma emergência médica devido à sua coagulopatia característica, resultando em hemorragias fatais. Embora transfusões agressivas de plaquetas e crioprecipitado possam ajudar, a base do tratamento é iniciar o tratamento com ácido transretinóico (ATRA) o mais rápido possível.

Hipercalcemia no paciente oncológico

Em geral, a hidratação rigorosa, bifosfonatos intravenosos ou ácido zoledrônico são tratamentos válidos para a hipercalcemia. A hemodiálise pode ser necessária no tratamento para hipercalcemia com risco de morte iminente (nível de cálcio sérico total ultrapassando 18 mg/dL).

Neutropenia febril

Os fatores estimuladores de colônias de granulócitos (G-CSF) são frequentemente usados em pacientes em quimioterapia para evitar complicações da neutropenia. Uma complicação rara, mas catastrófica, do G-CSF é a ruptura esplênica. Eventos cardiovasculares e neurológicos também podem ocorrer com altas doses de G-CSF. Acredita-se que a ruptura esplênica seja devida à mielopoiese extramedular, levando à congestão do tecido.

Síndrome da lise tumoral

Manifestações clínicas incluem hipercalemia, hiperfosfatemia, hipocalcemia, hiperuricemia, azotemia, alterações do nível de consciência e arritmias. O tratamento inicial envolve alopurinol e hidratação intravenosa vigorosa, sendo a primeira linha, a menos que o paciente seja alérgico ao alopurinol e necessite de Rasburicase. Eventualmente, para atingir diurese efetiva e abundante (em torno de 100 a 150 mL/hora), pode-se utilizar furosemida EV em baixas doses. A terapia substitutiva renal pode ser necessária em casos de oligúria, anúria e/ou aumento acentuado do cálcio.

Referências

1. Vincent JL, Moore FA, Bellomo R, Marini JJ. Textbook of Critical Care. 8. ed. 2023, elsevier, 1600 John F. Kennedy Blvd. Ste 1800. Philadelphia, PA 19103-2899.

2. Parrillo JE, Dellinger P. Critical Care Medicine: Principles of Diagnosis and Management in the Adult. | Jan 30, 2019. Elsevier, 1600. John F. Kennedy Blvd. Ste 1800. Philadelphia, PA 19103-2899.

3. Lee Goldman MD, Andrew I. Schafer MD . Goldman-Cecil Medicine, 2 Vol., 25. ed. 1600 John F. Kennedy Blvd. Ste 1800. Philadelphia, PA 19103-2899. ELSEVIER 2015.

4. Navari RM, Einhorn LH, Loehrer PJ, Passik SD, Vinson J, et al. A phase II trial of olanzapine, dexamethasone for the prevention of chemotherapy-induced nausea and vomiting: a Hoosier Oncology Group study. Supportive Care in Cancer 15 (11): 1285–91, 2007 .

5. Park JH, Qiao B, Panageas KS, et al. The early mortality rate in acute promyelocytic leukemia remains high despite all-trans-retinoic acid. Blood 2011; 118:1248.2/dL2 and calcium level above 18 mg/dL .

6. Coiffier B, Altman A, Pui CH, et al. Guidelines for the management of pediatric and adult tumor lysis syndrome: an evidence-based review. J Clin Oncol 2008; 26:2767 .

7. Spina M, Nagy Z, Ribera JM, et al. FLORENCE: A randomized, double-blind, phase III pivotal trial of febuxostat versus allopurinol for the prevention of tumor lysis syndrome (TLS) in patients with hematologic malignancies at intermediate to high risk of TLS. Ann Oncol 2015; 26:2155 .

8. Howard SC, Jones DP, Pui CH. Tumor lysis syndrome. N Engl J Med 2011; 364:1844.

9. Cairo MS, Bishop M (October 2004). "Tumor lysis syndrome: new therapeutic strategies and classification". Sr. J. Hematol. 127 (1): 3–11.

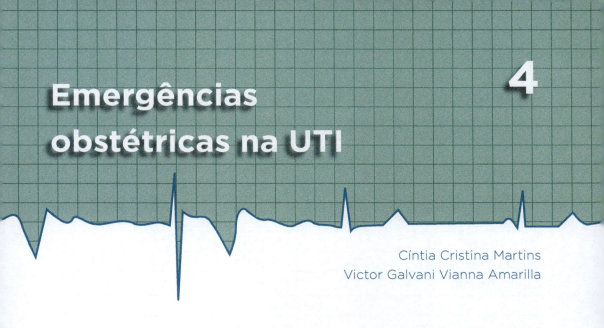

Emergências obstétricas na UTI

4

Cíntia Cristina Martins
Victor Galvani Vianna Amarilla

O manejo de doenças graves durante a gravidez é complexo e exige conhecimento especializado e multidisciplinar, abordagem individualizada e consideração de fatores específicos da gestação. Este capítulo aborda os casos que mais comumente indicam internamento desta população em Unidade de Terapia Intensiva (UTI).

Critérios precoces de alerta para gestante
PAS < 90 mmHg ou > 160 mmHg
PAD > 100 mmHg
FC < 50 bpm ou > 120 bpm
FR < 10 ipm ou > 30 ipm
$SatO_2$ < 95%
Oligúria: < 35 mL/h por mais de 2h
Alteração do nível de consciência (agitação, confusão, arresponsividade) Pré-eclâmpsia: cefaleia persistente ou alteração respiratória

Adaptações fisiológicas da gestação

Parâmetro	Adaptação
Respiratório:	
Capacidade residual funcional	↓ 10-25%
Volume/minuto	↑ 20-40%
PaO_2 arterial	↔
PCO_2 arterial	28-32 mm Hg
HCO_3^- sérico	18-21 mEq/L
Laringe/faringe	↑ edema
Cardíaco	
Frequência cardíaca	↑ 10-30%
Débito cardíaco	↑ 30-50%
Resistência vascular periférica	↓ 20-30%
Resistência vascular pulmonar	↓ 20-30%
Renal	
Taxa de filtração glomerular	↑ 50%
Creatinina	0,29-0,77 mg/dL
Hematológico	
Volume plasmático	↑ 45-50%
Eritrócitos	↑ 30%
Fibrinogênio	↑

Adaptado de Critical Care Medicine: Principles of Diagnosis and Management in the Adult. Fifth Edition.

A ressuscitação materna durante a gravidez exige adaptações devido às mudanças fisiológicas, como a compressão do útero gravídico na veia cava inferior (lembrar de deslocar o útero para esquerda), diminuindo o débito cardíaco. Além disso, a posição supina pode levar à oclusão da veia cava em 90% das gestantes termo, afetando o volume de ejeção e o débito cardíaco durante a RCP. Devido ao esvaziamento gástrico mais lento na gestante e aumento do volume abdominal, o risco de broncoaspiração e hipóxia durante a intubação orotraqueal é elevado. Além disso, há edema de vias aéreas. Nesse contexto, deve-se considerar intubação precoce a ser realizada por equipe experiente.

Síndromes hipertensivas

Pré-eclâmpsia, eclâmpsia e hipertensão arterial sistêmica

DESORDEM	INÍCIO	CARACTERÍSTICA
Hipertensão crônica	< 20 semanas de gestação ou > 12 semanas do puerpério	Sem lesão de órgão-alvo
Hipertensão gestacional	>20 semanas de gestação	Sem lesão de órgão-alvo
Hipertensão crônica com pré-eclâmpsia sobreposta	< 20 semanas de gestação	Piora de proteinúria* prévia ou proteinúria nova, trombocitopenia, elevação de enzimas hepáticas
Pré-eclâmpsia leve (PAS ≥ 140 mmHg ou PAD ≥ 90 mmHg)	> 20 semanas de gestação	Edema generalizado Proteinúria >300 mg/24h
Pré-eclâmpsia grave PAS ≥ 160 mmHg ou PAD ≥ 110 mmHg)	> 20 semanas de gestação	Proteinúria ≥ 2 g/24h, diurese < 400 mL/24h ou creatinina ≥ 1,2 mg/dL, cianose / edema pulmonar, iminência de eclâmpsia

*Proteinúria > 300 mg de proteína urinária em urina de 24 horas ou relação de proteína/creatinina urinária isolada ≥ 0,3 mg/Dl. Pode estar ausente na pré-eclâmpsia e, quando presente, é considerada lesão de órgão alvo.
Adaptado de Principles and Practice of Maternal Critical Care.

Pré-eclâmpsia (PE) grave e indicação de internamento em UTI

Lesão de órgão-alvo	Sinais e sintomas
Vascular	Hipertensão grave mesmo com medicação adequada: (PAS >160 mmHg ou PAD > 110 mmHg);
Cardíaco	Edema agudo de pulmão;
Hepático	Insuficiência hepática (bilirrubina ≥ 2 mg/dL, AST ou ALT ≥ 100 U/L) e/ou dor persistente epigástrica/ hipocôndrio direito;
Hematológico	-Síndrome HELLP (hemólise, elevação das enzimas hepáticas e plaquetopenia < 100,000/mm³);
Renal	Insuficiência renal (creatinina ≥ 1,1 mg/dL ou duplicação da creatinina em 24 horas);
Sistema nervoso central	Cefaleia intensa, alterações visuais (escotomas), convulsões (eclâmpsia);
Fetal	Restrição severa do crescimento fetal; Alterações na frequência cardíaca fetal ou no fluxo sanguíneo útero-placentário.

Adaptado de Principles and Practice of Maternal Critical Care.

Medidas terapêuticas: controle de pressão e prevenção de convulsões

Anti-hipertensivos potentes (PA > 160/110 mmHg): O objetivo do tratamento é diminuir os valores da pressão arterial em 15% a 25%:

1. Posicionar a paciente em decúbito lateral esquerdo;
2. Instalar soro glicosado a 5% em veia periférica;
3. Administrar nifedipina 10 mg, VO, e repetir 10 mg a cada 30 min., se necessário. Se não houver resposta adequada, administrar hidralazina 5 mg IV*. Se a PA não for controlada, repetir 5-10 mg a cada 20 min;
* Diluir uma ampola (20 mg 2 mL) em 3 mL de água destilada: 1 mL = 5 mg de hidralazina.
4. Verificar a PA materna de 5 em 5 min. por 20 min. após a medicação;
5. Avaliar a frequência cardiofetal (cardiotocografia) por pelo menos 20 min. após a medicação;
6. Repetir a medicação, se necessário (PA > 155/105 mmHg), até dose máxima de 30 mg para cada droga;
7. Objetivar valores da pressão arterial sistólica entre 140 e 150 mmHg e da pressão arterial diastólica entre 90 e 100 mmHg.
8. Outras opções:
Nitroprussiato de sódio 0,25 μg (kg/min) até o máximo de 4 μg (kg/min) e não usar por mais de 4 horas.

Adaptado de Pré-eclâmpsia nos seus diversos aspectos. FEBRASGO 2017, RBEHG 2023.

Sulfato de magnésio para prevenir convulsões

I. Dose de ataque: 4 g de MgSO4 (8 mL de MgSO4 7H2 O a 50% diluído em 12 mL de água destilada) IV em 5-10 minutos.
II. Dose de manutenção IV: 0,6-2 g/h IV (diluir 10 mL de MgSO4 7H2 O a 50% em 240 mL de soro fisiológico e infundir em bomba na velocidade de 50 mL/h (1 g/h) ou 100 mL/h (2 g/h) continuamente. A cada 120 min., verificar se a diurese está preservada (> 25 mL/h) e se os reflexos tendinosos estão presentes.

Adaptado de Pré-eclâmpsia nos seus diversos aspectos. FEBRASGO 2017.

- Diálise em caso de insuficiência renal grave. Oxigenoterapia em caso de edema pulmonar (VNI, IOT se necessário). Monitoramento cardíaco e respiratório contínuo. Controle rigoroso da diurese e do equilíbrio hidroeletrolítico. Nutrição enteral ou parenteral, conforme necessidade. Suporte psicológico para a paciente e sua família.
- Seriar os seguintes laboratoriais: Hemograma com plaquetas, creatinina, ureia, TGO, TGP, DHL, ácido úrico, Bilirrubina e TAP, KPTT, fibrinogênio, relação proteína/creatinina urinária.

Parto

O parto é a cura definitiva para a pré-eclâmpsia grave e é indicação do obstetra. A decisão do momento do parto dependerá da gravidade da doença, do estado de saúde da mãe e do bebê, e da maturidade fetal. Em casos graves, o parto prematuro pode ser necessário para salvar a vida da mãe e do bebê (depende da viabilidade do serviço em dar suporte ao prematuro).

Eclâmpsia

- Iminência de eclâmpsia se caracteriza com os seguintes sinais/sintomas: Cefaleia, obnubilação, torpor, alteração do comportamento, dor epigástrica, dor em região de hipocôndrio direito, escotoma visual, fosfemas, perda da visão, náuseas e vômitos.

- A eclâmpsia, caracterizada por convulsões em gestantes com pré-eclâmpsia, é uma emergência médica. Pode ocorrer durante a gravidez, parto ou após o parto. As convulsões generalizadas, sem causa neurológica, se juntam aos sintomas da pré-eclâmpsia (pressão alta, inchaço, proteína na urina). É crucial diferenciar o coma prolongado da eclâmpsia de outras condições neurológicas, como o AVC hemorrágico.

Dose recomendada de sulfato de magnésio para tratamento de eclâmpsia

Esquema	Dose de ataque	Manutenção
Zuspan endovenoso Sulfato de magnésio	4 g EV – lentamente entre 15-20 minutos	1 g EV/hora em Bomba de Infusão
Pritchard Intramuscular/Endovenoso Sulfato de magnésio	4 g EV – lentamente entre 15-20 minutos + 10 g IM – 5 g em cada glúteo	5 g IM profundo a cada 4 horas

Fonte: 2023 de Todas as Mães Importam. Einstein/MSD

Síndrome HELLP

Diagnóstico

Exame	
Hemólise (H)	Esfregaço periférico com esquistócitos; Bilirrubina total >1,2 mg/dL; Haptoglobina < 25 mg/dL ou LDH > 600 U/L;
Hepático (EL)	TGO OU TGP > 2 vezes o limite superior da normalidade;
Plaquetas (LP)	Plaquetopenia < 100.000/mm³.

Fonte do StatPearls [Internet] 2023.

Manejo

1. Ter alta suspeita diagnóstica nas gestantes com PE;
2. Realizar exames laboratoriais e diagnósticos diferenciais;
3. Avaliar as condições materna e fetais;
4. Controlar a pressão arterial;
5. Estabilizar o quadro: acesso venoso; administrar sulfato de magnésio e anti-hipertensivos;
6. Considerar uso de corticoide para maturidade fetal;
7. Hemoterapia se necessário (plaquetas para elevar contagem > 50.000/mm³.);
8. Verificar se há necessidade de exame de imagem hepática (epigastralgia);
9. Avaliar com anestesista a técnica a ser adotada, se indicada cesariana;
10. Manejar ativamente o trabalho de parto com obstetra e neonatologista;
11. Fazer avaliação laboratorial a cada 6-24 horas, dependendo da gravidade do quadro, até a estabilização desse;
12. Manter o uso de anti-hipertensivos e sulfato de magnésio no puerpério.

Adaptado de Pré-eclâmpsia nos seus diversos aspectos. FEBRASGO 2017

Observações: O manejo deve ser realizado em ambiente hospitalar por equipe multidisciplinar. O diagnóstico diferencial e a prevenção de complicações são importantes. O prognóstico depende da gravidade da doença e da resposta ao tratamento. Atentar para risco de rotura hepática, cirurgia geral deve ser acionada em caso de suspeita.

Hemorragia obstétrica

A hemorragia obstétrica é uma complicação grave da gravidez que se caracteriza por perda sanguínea excessiva durante o parto ou no pós-parto. As suas causas podem ser:

Hemorragia anteparto:
- Placenta prévia;
- Descolamento prematuro de placenta;
- Ruptura uterina;
- Placenta acreta/increta/percreta;
- Vasa previa.

Hemorragia pós-parto:
- Etiologia uterina: Atonia uterina (útero de Couvelaire), inversão uterina;
- Trauma no trato genital;
- Etiologia placentária;
- Distúrbio da coagulação.

Adaptado de Principles and Practice of Maternal Critical Care.

Emergências obstétricas na UTI

Índice de choque (PAS/FC): escore recomendado para identificação precoce do estado de choque

Índice	Choque	Perda sanguínea estimada
1,0 a 1,3	Leve	1.000 a 1.500 mL
1,4 a 1,7	Moderado	1.500 a 2.000 mL
> 1,7	Grave	> 2.000 mL

Manejo

- Exames laboratoriais urgentes: hemograma completo, perfil de coagulação incluindo dosagem de fibrinogênio, ureia e eletrólitos, lactato, tipagem sanguínea e reserva;
- A avaliação precoce do estado de coagulação é essencial, pois a coagulopatia precoce é comum em hemorragias obstétricas graves;
- Exame de ultrassom para avaliar a localização da placenta e confirmar idade gestacional;
- Exame vaginal por equipe obstétrica especializada, uma vez que placenta prévia tenha sido excluída – avaliar trabalho de parto ou causa não obstétrica de sangramento;
- Avaliação fetal, incluindo avaliação da viabilidade fetal e frequência cardíaca fetal via Doppler/ultrassom e cardiotocometria para confirmar a presença e o caráter das contrações uterinas;
- Acionar obstetra, anestesiologista e neonatologista para parto urgente, se a mulher estiver instável demais para transferência;
- Avaliar continuamente o estado hemodinâmico, pois isso pode mudar após a avaliação inicial do paciente;
- Medição precoce e frequente da temperatura, estado acidobásico, cálcio ionizado, contagem de plaquetas de hemoglobina e perfil de coagulação.

Adaptado de Principles and Practice of Maternal Critical Care.

Conduta

- Avaliar a gravidade da hemorragia. A perda de sangue pode ser subestimada e a hemorragia pode estar oculta. Usar o índice de choque e pesar as compressas.
- Monitorar frequentemente os sinais vitais maternos para detectar sinais de choque, incluindo inquietação, ansiedade, palidez, taquicardia, taquipneia, hipotensão, pele fria e úmida, mau enchimento capilar, oligúria e alteração do estado mental.
- Interpretar os sinais vitais normais com cautela (choque oculto).
- Evitar exame vaginal até que a placenta prévia seja excluída.
- O controle da hemorragia pode incluir pressão local, exploração operatória, uso de uterotônicos ou remoção da placenta retida.
- Considerar a necessidade de transfusão maciça e ativar o protocolo precocemente. Garantir a disponibilidade de sangue devidamente compatível.

(Continua)

(Continuação)

Reanimação e estabilização materna:
- Abordagem ABCDE, incluindo garantir a via aérea e a manutenção da oxigenação e ventilação adequadas.
- Posição de Trendelenburg em caso de hipotensão. Posicionar a paciente em inclinação lateral esquerda (30-45°) ou realizar deslocamento manual do útero se for anteparto. Ter cuidado se houver suspeita de ruptura uterina.
- Reposição rápida e adequada de fluidos para corrigir a hipovolemia.
- Restaurar o volume circulante (intravascular) com cristaloides. Evitar hipervolemia, pois o risco de EAP é elevado.
- Administrar sangue precocemente em hemorragias obstétricas maciças – sangue O negativo em caso de hemorragia catastrófica e/ou se o sangue compatível não estiver disponível.
- Corrigir a coagulopatia – Garantir a reposição adequada de fatores de coagulação e outros produtos sanguíneos conforme orientado pelo especialista em hematologia laboratorial, incluindo ácido tranexâmico – 1 g EV, infusão em 10 min.
- Medição precoce e frequente e correção da temperatura, estado acidobásico, eletrólitos, cálcio ionizado, hemoglobina, contagem de plaquetas e perfil de coagulação.
- Considerar vasopressores para hipotensão persistente apenas no contexto de ressuscitação adequada com fluidos.
- **Se contagem de fibrinogênio < 200 mg/dL – concentrado de fibrinogênio/ crioprecipitado 1 bolsa para 10 kg de peso. Avaliar disponibilidade de fibrinogênio recombinante.**
- Monitorar sinais de disfunção de órgãos terminais, incluindo oligúria, alteração do estado mental e acidose láctica.

Procurar e tratar a causa da hemorragia obstétrica e prevenir complicações
- Prevenir e tratar complicações tardias ou atrasadas do choque e da hipotensão, incluindo lesões renais, hepáticas, pulmonares e do sistema nervoso central.
- Evitar sobrecarga volêmica iatrogênica.
- Uma vez estabilizada, avaliar a presença e a quantidade de hemorragia feto-materna no contexto anteparto e considerar a administração de imunoglobulina anti-Rh para pacientes Rh-negativas conforme as diretrizes locais.
- Considerar o uso de corticosteroides para a maturidade pulmonar se a gestação tiver menos de 34 semanas e o parto puder ser adiado.

Adaptado de Principles and Practice of Maternal Critical Care.

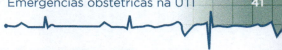

Uterotônicos
Oxitocina: ■ **Dose e via:** 40 unidades em 1 L de solução salina normal como infusão intravenosa contínua; 10 unidades intramuscular; ■ **Frequência:** Máximo de 3 L de fluidos intravenosos contendo oxitocina; ■ **Contraindicações/Efeitos Adversos:** Hipotensão e colapso cardiovascular podem resultar de um bolo intravenoso rápido, o que não é recomendado;
Outras drogas: 15-metil-prostaglandina F2α, Metilergometrina, Misoprostol

Adaptado de Principles and Practice of Maternal Critical Care.

Esteatose hepática aguda da gestação

Diagnóstico: Condição rara na gravidez (1 em 15.000) causando acúmulo de gordura no fígado. Aparece no final do terceiro trimestre com náuseas, vômitos, icterícia e dor abdominal. Diagnóstico por exames laboratoriais e exclusão de outras doenças hepáticas.

Tratamento: Parto prematuro é crucial para melhorar o prognóstico. Suporte médico com manejo de hipoglicemia, coagulopatia e encefalopatia hepática. Em casos graves, transplante de fígado pode ser necessário.

Observações: O diagnóstico precoce é essencial. Acompanhamento médico rigoroso é fundamental durante e após o parto.

Critério de Swansea (> 6 para o diagnóstico)
■ Vômito
■ Encefalopatia
■ Polidipsia/poliúria
■ Dor abdominal
■ Bilirrubina elevada (acima de 0,8 mg/dL ou 14 micromol/L)
■ Hipoglicemia (menos de 72 mg/dL ou 4 mmol/L)
■ Leucocitose (acima de 11.000 células/microL)
■ Transaminases elevadas (AST ou ALT) (maiores que 42 unidades internacionais/L)
■ Amônia elevada (acima de 47 micromol/L)
■ Ácido úrico elevado (acima de 5,7 mg/dL ou 340 micromol/L)
■ Lesão renal aguda, ou creatinina acima de 1,7 mg/dL ou 150 micromol/L
■ Coagulopatia ou tempo de protrombina superior a 14 segundos
■ Ascite ou fígado brilhante na ultrassonografia
■ Esteatose microvesicular na biópsia de fígado

Adaptado de Statpearls 2023.

Embolia de líquido amniótico

Complicação rara da gravidez (1 em 80.000 partos) com alta mortalidade (10-86%). Líquido amniótico entra na corrente sanguínea da mãe, causando problemas cardíacos e pulmonares graves. Sintomas abruptos: falta de ar, baixa oxigenação, queda da pressão arterial, convulsões, sofrimento fetal. Diagnóstico por sintomas e exclusão de outras causas (infecções, coágulos sanguíneos). Tratamento foca em suporte à vida (ventilação mecânica, cardiotônicos, corticosteroides) e manejo de complicações (coagulação, respiração, danos cerebrais).

Cardiomiopatia periparto

É uma condição rara que afeta cerca de 1 em 3.500 mulheres grávidas, causando insuficiência cardíaca no final da gestação ou logo após o parto. Ela se manifesta com sintomas como falta de ar, inchaço e fadiga. O diagnóstico é feito por exames de imagem e pela exclusão de outras causas. O tratamento envolve medicamentos para insuficiência cardíaca e anticoagulantes, mas alguns casos podem exigir terapia imunossupressora. Apesar da alta taxa de mortalidade, cerca de metade das mulheres se recupera completamente (em torno de 6 meses).

Tromboflebite pélvica

É uma doença rara que afeta veias pélvicas após o parto e apresenta causas ainda em estudo. Acredita-se que a combinação de fluxo sanguíneo lento, alterações na coagulação e lesões nas veias contribuam para a formação de coágulos sanguíneos infectados. Os sintomas incluem febre persistente, calafrios e, em alguns casos, dor e inchaço na região pélvica. O diagnóstico é feito por exames de imagem, como tomografia computadorizada ou ressonância magnética, e testes laboratoriais. O tratamento baseia-se em antibióticos e anticoagulantes, com tempo de tratamento variável. Em casos mais graves, a anticoagulação pode ser necessária por até 3 meses.

Condições não específicas da gravidez

Sepse

A gravidez modifica o sistema imunológico da mulher para aceitar o bebê, que possui material genético paterno. Isso aumenta o risco de algumas infecções.

Infecções comuns: pielonefrite, pneumonia, apendicite.

Sepse puerperal: Infecção grave após o parto, podendo se originar na placenta (endometrite), feridas cirúrgicas (cesárea) ou episiotomia. Bactérias comuns: vaginais (anaeróbias, estreptococos), intestinais (coliformes) e sexualmente transmissíveis (gonorreia).

Tratamento: Semelhante a sepse geral, com ressuscitação hemodinâmica (fluidos e vasopressores) e antibióticos. Escolha criteriosa de antibióticos para cobrir bactérias gram-positivas, gram-negativas e anaeróbias. Em casos graves, pode ser necessário parto imediato.

O escore Obstetrically Modified SOFA (OMSOFA) é uma versão adaptada do SOFA ou escore de disfunção orgânica sequencial obstétrica, é uma adaptação do escore SOFA original. Cada sistema de órgão é avaliado e recebe pontuações, sendo que as mais altas indicam maior disfunção ou falha.

Parâmetro	0	1	2
PaO_2/FiO_2	> 400	400-300	< 300
Plaquetas (mm^3)	> 150.000	100.000 a 150.000	< 100.000
Bilirrubina ($\mu mol/L$)	< 20	20-32	> 32
PAM (mmHg)	> 70	< 70	Uso de vasopressor
SNC	alerta	Responde a comandos	Responde a dor
Creatinina ($\mu mol/L$)	< 90	91-120	> 120

Adaptado Sociedade de Medicina Obstétrica da Austrália e Nova Zelândia

Síndrome do desconforto respiratório agudo na gravidez

Gestantes são mais propensas a desenvolver lesão pulmonar aguda devido a alterações cardiovasculares, níveis baixos de albumina, aumento da permeabilidade capilar e resposta inflamatória intensificada. O tratamento é semelhante ao de pacientes não gestantes, com foco em oxigenoterapia e medidas de suporte. Parto precoce pode ser recomendado para beneficiar tanto a mãe quanto o feto. As taxas de sobrevida geralmente são boas devido à idade jovem, à ausência de problemas de saúde subjacentes e às causas reversíveis da lesão pulmonar na gravidez.

Tromboembolismo pulmonar

Embolia pulmonar é uma causa grave de morte materna, apesar de rara (1/1.000 partos). Ocorre devido ao aumento de fatores de coagulação e alterações circulatórias na gravidez. Diagnóstico similar a pacientes não grávidas, mas com cautela em exames de imagem para radiação fetal. Heparina de baixo peso molecular é o tratamento usual, evitando-se varfarina na gravidez. Trombolíticos e filtros venais são usados em casos específicos.

Asma

Hormônios da gravidez podem piorar, melhorar ou manter a asma. Crises de asma são causa importante de problemas respiratórios na gestante. Níveis sanguíneos de CO_2 mudam na gravidez, tornando a análise gasométrica arterial mais complexa. Tratamento similar ao de não grávidas (broncodilatadores e corticoides), pois o risco da asma descontrolada é maior que o da medicação.

Trauma

Alterações pelo trauma na gravidez: Trauma na gestante pode afetar a mãe e o feto devido a alterações anatômicas e fisiológicas da gravidez. Lesão uterina pode causar sangramento grave e descolamento prematuro da placenta. Fraturas pélvicas podem levar a hemorragia retroperitoneal. Trauma na mãe aumenta o risco de perda fetal devido a choque, hipóxia, lesão placentária ou fetal direta. Queimaduras graves na mãe aumentam a mortalidade fetal.

Avaliação e diagnóstico: Exame abdominal detalhado considerando alterações na posição dos órgãos. Exames de sangue incluindo tipagem sanguínea e fator Rh. Ultrassom para avaliar o feto e possíveis lesões abdominais. Teste de Kleihauer-Betke para detectar hemorragia feto-materna. Cardiotocografia fetal para monitorar batimentos cardíacos do bebê.

Tratamento: Equipe multidisciplinar envolvendo médico emergencista, traumatologista, obstetra, intensivista e neonatologista. Reposição de fluidos pode ser mais rápida que em mulheres não grávidas. Posição lateral esquerda para evitar Síndrome da Hipotensão em Supino. Imunoglobulina Rh para mães Rh negativas com trauma abdominal. Prioridade para estabilizar a mãe hemodinamicamente, pois isso beneficia o feto. Cesariana conforme indicação obstétrica, se a mãe estiver estável e o feto viável.

Referências

1. Buscher M, Edwards JH. Obstetric Emergency Critical Care. In: Shiber J, Weingart S, editors. Emergency Department Critical Care. Springer, Cham; 2020. p. 365-375. doi:10.1007/978-3-030-28794-8_3.

2. Parrillo JE, Dellinger RP, eds. Critical Care Medicine: Principles of Diagnosis and Management in the Adult. Fifth Edition. Elsevier; 2019.

3. Einav S, Weiniger C, Landau R. Principles and Practice of Maternal Critical Care. 2020. doi:10.1007/978-3-030-43477-9.

4. Federação Brasileira das Associações de Ginecologia e Obstetrícia (FEBRASGO). Pré-eclâmpsia nos seus diversos aspectos. São Paulo: FEBRASGO; 2017.

5. Khalid F, Mahendraker N, Tonismae T. HELLP Syndrome. [Updated 2023 Jul 29]. In: StatPearls [Internet]. Treasure Island (FL): StatPearls Publishing; 2024 Jan-. Available from: https://www.ncbi.nlm.nih.gov/books/NBK560615/.

6. Federação Brasileira das Associações de Ginecologia e Obstetrícia (FEBRASGO). Desordens hemorrágicas e anemia na vida da mulher. São Paulo: FEBRASGO; 2021. (Série Orientações e Recomendações FEBRASGO, no. 4/Comissão Nacional Especializada em Tromboembolismo Venoso e Hemorragia na Mulher). iv, 172p. Disponível em: https://www.febrasgo.org.br/media/k2/attachments/SerieZ4-2021Z-ZAnemiaZ-Zweb.pdf.

7. Zugaib M, Francisco RPV. Zugaib obstetrícia. 2023.

8. Hadi Y, Kupec J. Fatty Liver in Pregnancy. [Updated 2023 Jul 4]. In: StatPearls [Internet]. Treasure Island (FL): StatPearls Publishing; 2024 Jan-. Available from: https://www.ncbi.nlm.nih.gov/books/NBK545315/.

9. DIRETRIZ CLÍNICA PARA PREVENÇÃO, DIAGNÓSTICO E MANEJO DE SINDROMES HIPERTENSIVAS NA GESTAÇÃO, DO PROJETO TODAS AS MÃES IMPORTAM, DA SBIB ALBERT EINSTEIN E MSD PARA MÃES (2023). As publicações do projeto Todas as Mães Importam estão disponíveis no endereço eletrônico https://www.einstein.br/empresashospitais/escritorio-de-excelencia-einstein/projetos-de-melhoria/melhoria-na-assistencia-ao-parto.

10. Peraçoli JC, Costa ML, Cavalli RC, de Oliveira LG, Korkes HA, Ramos JGL, Martins-Costa SH, de Sousa FLP, Cunha Filho EV, Mesquita MRS, Corrêa Jr MD, Araujo ACPF, Zaconeta AM, Freire CHE, Poli-de-Figueiredo CE, Rocha Filho EAP, Sass N. Pré-eclampsia – Protocolo 2023. Rede Brasileira de Estudos sobre Hipertensão na Gravidez (RBEHG), 2023.

11. Mhyre JM, D'Oria R, Hameed AB, Lappen JR, Holley SL, Hunter SK, Jones RL, King JC, D'Alton ME. The maternal early warning criteria: a proposal from the national partnership for maternal safety. Obstet Gynecol. 2014 Oct;124(4):782-786. doi: 10.1097/AOG.0000000000000480. PMID: 25198266.

Emergências endocrinológicas

5

Luiza Lange Albino
Victor Galvani Vianna Amarilla

Controle glicêmico na UTI

Pacientes com diabetes ou hiperglicemia hospitalar requerem monitoramento glicêmico rigoroso e intervenções terapêuticas adequadas. A meta glicêmica ideal em pacientes críticos ainda é debatida, mas geralmente se busca uma faixa entre 140 e 180 mg/dL, evitando a hipoglicemia. Em pacientes críticos com glicemias capilares consecutivas > 180 mg/dL, a infusão de insulina em bomba de infusão contínua (BIC) é recomendável. (Sugestão 100 UI de insulina regular em 100 mL de SF 0,9%). Após a estabilização, a transição para insulina NPH o cálculo deve ser feito usando 80% da dose de insulina administração em infusão contínua e dividindo em 2 vezes ao dia, e pode ser feita a primeira dose 1 a 2 horas antes do desligamento da infusão contínua.

Cetoacidose diabética (CAD)

Mais comum entre os portadores de *Diabetes Mellitus* tipo 1 (DM1), representa a principal causa de morte entre este grupo. Pode apresentar-se entre os portadores DM2, sendo mais incomum.

O precipitante mais prevalente deste quadro é a **omissão do uso da insulina** e corresponde a até 44% dos casos, enquanto infecções são observadas menos frequentemente. Outros precipitantes menos comuns: doenças agudas (IAM, AVC, TEP), sangramentos de trato gastrointestinal (HDA, Pancreatite) e procedimentos cirúrgicos. É possível ainda a precipitação do CAD advir de efeito colateral medicamentoso, como os antipsicóticos, anticonvulsivantes e mesmo os inibidores da SGLT2 (Glifozina).

- **Apresentação clínica:** náusea e vômitos, dor abdominal difusa, poliúria, poli-dipsia, perda de peso, desidratação, fraqueza/fadiga, taquicardia, taquipneia/ Kussmaul, letargia e coma.
- **Diagnóstico diferencial:** cetoacidose alcoólica, cetose de jejum, acidose com AG aumentado, acidose lática (metformina), toxicidade de AAS, toxicidade por paracetamol e envenenamento com metanol/etilenoglicol.

Tabela 5.1. Diagnóstico de CAD – Critério e classificação

DKA	Leve	Moderado	Forte
Glicose plasmática (mg/dL)	> 250 mg/dL	> 250 mg/dL	> 250 mg/dL
pH arterial	7h25-7h30	7h-7h24	< 7
Bicarbonato sérico (mEq/L)	15-18	10-15	< 10
Cetona na urina	+	+	+
Osmolalidade sérica eficaz	Variável	Variável	Variável
Lacuna aniônica	> 10	> 12	> 12
Estado mental	Alerta	Alerta/sonolento	Estupor/coma

Legenda: Anion Gap = Na – (HCO$_3$ + Cl); Osm Sérica = 2× Na + (Glicose)/18 mOsm/kg.

Tratamento com bicarbonato

Realizado **apenas** se o pH é < 7.0 OU se o BIC é < 5 meq/L.

Administrar 100 mmol (2 ampolas) de bicarbonato em 200 mL de SG5% com 20 mEq de KCL em 2 horas.

Investigação e diagnóstico laboratorial

- Painel metabólico básico (eletrólitos, osmolaridade), gasometria arterial, he-mograma completo, urinálise + cetonúria, eletrocardiograma, radiografia de tórax, culturas se suspeita de infecção e hemoglobina glicada.
- Objetivos do tratamento: Ajuste *status* hídrico, ajustar hiperglicemia/acidose, ajuste de anormalidades hidroeletrolíticas e tratamento do fator precipitante.

Emergências endocrinológicas

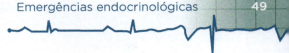

1º Passo – Reposição volêmica

Reposição hídrica na CAD deve considerar o déficit de água (em média aproximadamente 6 L) e deve ser realizado em 24-36h com o objetivo de atingir 50% da reposição nas primeiras 12h.
NaCl 0,9% 1-1,5 L na primeira hora
Se desidratação leve a moderada:
- Sódio corrigido > 135 mEq/L → NaCl 0,45% 250-500 mL/h → quando glicemia atingir 250 mg/dL → Trocar para NaCl 0,45% + Sg 5% e manter 150-250 mL/h
- Sódio corrigido < 135 mEq/L → NaCl 0,9% 250-500 mL/h → quando glicemia atingir 250 mg/dL → Trocar para NaCl 0,45% + Sg 5% e manter 150-250 mL/h
- Se desidratação grave/Choque hipovolêmico → Administrar NaCl 0,9% 1 L/h até estabilização → Considerar uso de droga vasoativa

Adaptado da Diretriz Oficial da Sociedade Brasileira de Diabetes (2023).

2º Passo – Avaliação e ajuste de potássio sérico

Medir K^+ antes de iniciar administração de insulina:
- Se K^+ < 3,3 mEq/L → Não administrar insulina → Infundir 10-30 mEq KCl 19,1% a cada 1 L de NaCl 0,9% durante 1 h até K^+ > 3,3 mEq/L → Chegar K^+ a cada 1 h
- Se K^+ entre 3,3-5,2 mEq/L → Infundir 10-20 mEq KCl 19,1% a cada 1 L de NaCl 0,9% para manter K^+ entre 4-5 mEq/L → Checar K^+ a cada 2h
- Se K^+ > 5,2 mEq/L → Não administrar K^+ → Chegar K^+ a cada 2h

Adaptado da Diretriz Oficial da Sociedade Brasileira de Diabetes (2023).

3º Passo – Insulinoterapia

Após checar K^+ → Insulina regular em BIC EV 0,1 UI/kg/h (opcional *bolus* de 0,1 UI/kg EV antes de iniciar a infusão contínua) → Avaliar glicemia capilar 1/1h:
- Queda da glicemia > 70 mg/dL/h → Reduzir a infusão para 0,07 UI/kg/h → Se ainda com queda >70 mg/dL/h → Reduzir a infusão para 0,05 UI/kg/h → Persistindo queda >70 UI/kg/h → Reduzir a infusão para 0,02 UI/kg/h, sendo caso necessário adicionar SG 5% quando glicemia estiver próxima de 200 mg/dL ou mantiver queda acentuada (nesses casos de queda acentuada pode-se adicionar SG sem reduzir da infusão de insulina em bomba).
- Queda da glicemia > 70 mg/dL/h ou redução maior que 0,5 mmol/L na cetonemia ou aumento maior que 3 mEq/h nas primeiras horas no Bicarbonato venoso
- Sim → Manter a infusão e adicionar solução glicosada quando glicemia atingir 200 mg/dL.
- Não, com queda da glicemia < 50 mg/dL/h → Aumentar infusão em 0,14 UI/kg/h e posteriormente em 0,05 UI/kg/h a cada hora até um dos objetivos serem atingidos.

Adaptado da Diretriz Oficial da Sociedade Brasileira de Diabetes (2023).

- **Resolução:** glicose < 200-250 mg/dL, BIC >18 mEq/L, pH venoso > 7,3 e anion Gap < 10.
- **Transição da terapia insulínica:** iniciar insulina de longa ação subcutânea antes de suspender a insulina EV.
- **Complicações:** edema cerebral, rabdomiólise e edema agudo de pulmão.

Estado de hiperglicêmico hiperosmolar (EHH)

Trata-se de uma descompensação metabólica do diabetes que se apresenta com hiperglicemia severa, alteração do estado de consciência, indo de letargia a coma. É mais prevalente nos DM2, e é classicamente vista em idosos, institucionalizados e com dificuldade de acesso a água.

Sua fisiopatologia é similar a CAD, no entanto, o EHH apresenta menor grau de insulinopenia, o que restringe a lipólise e cetogênese assim como o aumento hormonal contrarregulatório (cortisol, glucagon, hormônio de crescimento). No entanto, a hiperglicemia severa leva a glicosúria e alterações hidroeletrolíticas, e por fim alteração do estado mental. Além disso, o aumento de citocinas inflamatórias, espécies reativas de oxigênio e i nibidor-1 do ativador do plasminogênio podem contribuir para aumento de risco pro-trombótico.

A mortalidade desta patologia é alta (5-20%) e é maior no extremo de idade e na presença de coma associado.

Lembre-se da pseudo-hiponatremia: corrigir pela fórmula do Na corrigido:

$$Na_{corrigido} = Na_{medido} + 0{,}016 \times (Glicose_{medida} - 100)$$

- **Precipitantes:** Infecção (mais comum), má aderência ao tratamento, IAM, AVE, trauma, pancreatite, abuso de álcool, drogas (antipsicóticos e corticoides).
- **Quadro Clínico:** Glicemia > 600 mg/dL, aumento de acidose, poliúria, polidipsia, desidratação, alterações hidroeletrolíticas, alteração do estado mental e convulsões.

Emergências endocrinológicas

Tratamento EHH

1) Fluido EV

Choque:

- Cardiogênico → Monitorização hemodinâmica/vasopressores/ NaCl 0,9%
- Hipovolemia grave → NaCl 0,9% 1 L/h
- Desidratação leve → Se Na < 135 mEq/L → NaCl 0,9% (250-500 mL/h) ou se Na > 135 mEq/L → NaCl 0,45 % (250-500 mL/h)
- Quando a glicose sérica < 300 mg/dL → SG 5% + NaCl 0,45% (150-250 mL/h)

2) Potássio EV

- K^+ < 3,3 mEq/L ⊠ Manter insulina / administrar K^+ 20-30 mEq/h até K^+ > 3,3 mEq/L
- K^+ entre 3,3-5,3 mEq/L → Administrar 20-30 mEq de K^+ em cada litro de fluido EV para manter K^+ próximo de 4,5 mEq/L
- K^+ >5,3 mEq/L → Apenas monitorizar o K^+

3) Insulina EV

Bolus 0,1 UI/kg depois 0,1 UI/kg/h ou infusão 0,14 UI/kg/h sem *bolus*

- Infusão dupla de glicose não diminuir 50-70 mg/dL na primeira hora
- Quando a glicose sérica for 300 mg/dL, diminuir infusão de insulina em BIC para 0,05-0,1 UI/kg/h

Tempestade tireoidiana

Esta emergência endócrina geralmente relacionada à exacerbação de tireotoxicose. Atualmente, essa patologia é infrequente devido à melhora de técnica diagnóstica da tireotoxicose, assim como a melhora do tratamento pré e pós-cirúrgico tireoidiano.

A tempestade tireoidiana classicamente ocorre algumas horas após realizada a tireoidectomia em pacientes preparados apenas com potássio iodado. Tipicamente é associada à doença de graves, porém pode apresentar-se associada também ao bócio multinodular.

A mortalidade dessa entidade clínica já não é tão alta quanto antigamente, por conta do diagnóstico precoce e tratamento agressivo na UTI, mas pode chegar a 10-25%. Os sobreviventes podem manter sequelas permanentes, como dano cerebral, atrofia muscular, insuficiência renal, doença cardiovascular e psicose.

É comum seu início estar associado a um fator precipitante, sendo eles: infecções, cirurgias, tratamento ineficaz ou descontinuação de tratamento antitireoidiano.

Apresentação clínica	Diagnóstico
■ Febre (T> 41 °C) ■ Taquicardia (FC > 130) ■ Insuficiência Cardíaca ■ Tremor ■ Náuseas e vômitos ■ Diarreia ■ Desidratação ■ Psicose, Agitação ■ Coma	Clínica – História de hipertireoidismo e sinais/sintomas sugestivos ■ Não há alterações laboratoriais específicas, porém: TSH reduzido, e a medida de T3 e T4 geralmente aumentadas

Tratamento

Tratamento suportivo: Hidratação conforme déficit volêmico, controle de hipertermia com medidas externas e antitérmicos (preferir acetaminofeno, pois salicilatos aumentam a biodisponibilidade de T3 e T4), ajuste de taquicardia e insuficiência cardíaca com betabloqueadores, digitálicos (muitas vezes em doses altas por sua alta depuração nestes casos) e considerar furosemida.

Tratamento específico:

■ Bloqueio da síntese hormonal com doses elevadas de drogas antitireoidianas com Propiltiuracil (PTU) e Metimazol.

■ Bloqueio da liberação de hormônios tireoidianos pré-formados com sais de iodeto e de lítio.

■ Bloqueio da conversão periférica de T4 em T3 com doses elevadas de glicocorticoides e de beta bloqueadores

■ Depuração aumentada de hormônios tireóideos com colestiramina.

Coma mixedematoso

Rara condição ameaçadora à vida apresentada por pacientes com hipotireoidismo de longa data sem tratamento.

A maioria dos acometidos, no entanto, não apresenta coma propriamente dito, sendo esta uma entidade que representa o hipotireoidismo severamente descompensado.

Usualmente, o coma mixedematoso pode ser precipitado por eventos agudos que interrompem os mecanismos de homeostase neurovascular adaptativos: infecção, cirurgias, eventos agudos (IAM, AVC, sangramentos, TGI).

Emergências endocrinológicas

Fatores chave

Alteração do estado mental	Hipotermia	Evento Precipitante
■ Sonolência ■ Letargia **Há meses!**	■ Menor a temperatura, pior o prognóstico ■ Infecção sem febre **Doença de inverno!**	■ Exposição ao frio ■ Infecção, trauma ■ IAM/IC/HDA **Hipotireoidismo prévio** **Cx de pescoço** **Iodo radioativo**

Quadro clínico	Laboratório
■ Hipotermia ■ Hipoventilação ■ Hipotensão ■ Bradicardia ■ Pele seca ■ Macroglossia ■ Hiporreflexia tendínea global ■ Rebaixamento NC	■ Anemia ■ Hiponatremia ■ Hipoglicemia ■ Hipercolesterolomia ■ CPK aumentada ■ T4 reduzido ■ TSH aumentado (porém não é definitivo)

Tratamento do coma mixedematoso

1. Hipotireoidismo	Grande dose IV inicial de 300-500 mg T4, se não houver resposta adicionar T3
1a	Alternativa: dose IV inicial de 200-300 mg T4 mais 10-25 mg T3
2. Hipocortisolemia	Hidrocortisona IV 200-400 mg por dia
3. Hipoventilação	Não atrase a intubação e a ventilação mecânica por muito tempo
4. Hipotermia	Cobertores, sem reaquecimento ativo
5. Hiponatremia	Restrição leve de líquidos
6. Hipotensão	Expansão cautelosa do volume com cristaloides ou sangue total
7. Hipoglicemia	Administração de glicose
8. Evento precipitante	Identificação e eliminação por tratamento específico, uso liberal de antibióticos

Adaptado de Diagnosis of unrecognized primary overt hypothyroidism in the ED. Am J Emerg Med, 2010.

Diabetes insipidus (DI)

Trata-se de um distúrbio raro, que atinge 1 em cada 25.000 pessoas, de produção excessiva de urina diluída (Débito urinário > 40 mL/kg/h em 24h).

O DI reflete a falta de produção ou de ação da vasopressina, hormônio produzido pela hipófise posterior ou neurohipófise.

Apresenta-se em algum dos 3 subtipos seguintes:

DI Hipotalâmica (DIH)	DI Nefrogênica (DIN)	DI Dipsogênica (DDI)
Queda 80-90% da produção da vasopressina ■ Tumores/má formações cerebrais ■ Traumas Cranioencefálicos: apresenta-se em até 22% dos casos ■ PO neurocirúrgico: 24-48h após e dura em geral cerca de 10 dias	Resistência renal parcial ou total aos efeitos do hormônio vasopressina ■ Tubolopatia tóxica metabólica (hipoK, hiperCa) ■ Efeito colateral de drogas (ex: lítio)	Secundário a ingesta hídrica excessiva e inapropriada ■ Pode apresentar-se com hiponatremia associada ■ Imagens de crânio serão dentro da normalidade

Ressecção hipofisária e distúrbio trifásico do balanço hídrico

Nos pós operatórios hipofisários é comum o paciente apresentar DI, e este tem um comportamento trifásico.

1º - Poliúria imediata (vista no internamento em UTI).

2º - Período antidiurético (oligúrico) devido ao excesso de ação da vasopressina (que geralmente tem duração de semanas).

3º - Reversão do quadro ou retorno a poliúria.

Diagnóstico

Identificar poliúria verdadeira, excluir efeitos colaterais medicamentosos (p. ex.: diuréticos) e causas metabólicas (hiperglicemia, hiperCa, hipoK). É possível realizar o teste de privação hídrica, no entanto, no ambiente de terapia intensiva é pouco útil por muitas vezes o paciente estar em estado crítico.

A análise da osmolaridade urinária auxilia na diferenciação dos subtipos de DI.

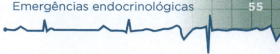

IDH e NDI:
- Osmolalidade urinária < 300 mOsm/kg
- Osmolalidade plasmática > 290 mOsm/kg

DDI:
- Osmolalidade urinária e plasmática normais

Utilizamos, então, o teste de resposta clínica a administração de análogo da vasopressina, a desmopressina (DDAVP) 10-20 mcg intranasal, com monitoramento rigoroso do sódio. Pacientes com DI Hipofisário apresentarão melhora da poliúria sem hiponatremia dilucional significativa associada.

Tratamento

As formas leves de DI podem não exigir tratamento.

Já a poliúria e polidipsia significativas são tratadas com DDAVP em doses divididas: spray nasal 5-100 mcg/d, comprimidos 100-1.000 mcg/d ou parenteral 0,1-2 mcg/dia.

A hiponatremia causada pela diluição do plasma pode ser evitada com omissão regular da DDAVP por curto período (p. ex.: omitir 1 dose por semana).

A DI nefrogênica pode responder a remoção do agente causal (correção de alteração hidroeletrolítica ou interrupção do lítio), mas os induzidos por medicação podem persistir. Respondem parcialmente a altas doses de DDAVP (4 mcg de 12/12h).

Por fim, a DI dipsogênica é tratada com a redução na ingestão de líquidos e tratamento com DDAVP deve ser evitado, pelo risco de hiponatremia significativa. Buscar tratamento de doenças psicogênicas associadas.

Insuficiência adrenal

As glândulas adrenais, responsáveis por diversos hormônios essenciais, podem sofrer danos ou hipoatividade de suas funções, levando à insuficiência adrenal. Essa condição causa uma variedade de sintomas, desde fadiga leve até choque com risco à vida. A causa determina quais hormônios serão afetados, classificando-a:

- Primária (doença de Addison): Hipoatividade das glândulas adrenais;
- Secundária: Produção insuficientes de ACTH pela pituitária; e
- Terciaria: Baixa produção de CRH pelo hipotálamo.

O diagnóstico precoce e o tratamento adequado são cruciais para evitar complicações graves, pois os sintomas podem ser vagos e facilmente confundidos com outras condições.

Sintomas e achados no exame físico

Crise adrenal
■ Hipotensão (pressão arterial sistólica < 110 mmHg) e síncope/choque (> 90%); redução do volume sanguíneo
Sintomas inespecíficos
■ Sintomas gastrointestinais: dor abdominal, dor no flanco, dor em região de dorso ou dor torácica baixa (86%) - podem imitar um abdome agudo.
■ Febre (66%)
■ Anorexia (sinal precoce), náusea, vômito (47%)
■ Rigidez abdominal ou sensibilidade à palpação profunda (22%)
■ Diarreia, que pode alternar com constipação
■ Sintomas neuropsiquiátricos: confusão, letargia, desorientação, coma (42%)
Sintomas psiquiátricos
■ Comprometimento da memória, depressão, ansiedade, psicose, redução do nível de consciência, *delirium*
■ Mal-estar geral, fraqueza, fadiga, fraqueza generalizada
■ Hiperpigmentação
■ Hipotensão postural devido a depleção de volume, ou melhoria do controlo da pressão arterial em doentes previamente hipertensos, tonturas posturais

Achados laboratoriais
■ Hiponatremia 88%
■ Hipercalemia 64%
■ Hipercalcemia 6%
■ Azotemia 55%
■ Anemia 40%
■ Eosinofilia 17%

Fonte: Adaptado do site: endotext.org

Diagnóstico

Testes adrenais	Cortisol sérico 8-9h manhã + ACTCH < 3 μg/dL – diagnóstico > 14,5 μg/dL excluem
	Cortrosina teste: < 18 μg/dL indicam diagnóstico
Teste pituitária	Estimulação CRH
Teste hipotalâmico	ITT (Glicose < 40 mg/dL – Cortisol < 18 μg/dL)

Fonte: Adaptado do site: endotext.org.

Tratamento

Crise adrenal

- Manutenção da via aérea e a respiração.
- Colher amostras de sangue venoso para ureia e eletrólitos, glicose, hemograma completo, bicarbonato, rastreio de infecções e armazenar amostras (medição de cortisol plasmático e ACTH). Não esperar pelos resultados sanguíneos.
- Infusão rápida de 1L de solução salina isotônica (NaCl a 0,9%) na 1ª hora, seguida de solução salina isotônica EV contínua, orientada pelas necessidades individuais do doente; normalmente, infundir 2-3 L de solução salina normal nas 12 horas seguintes; depois disso, a gestão de fluidos deve ser orientada pelo *status* volêmico, débito urinário e laboratoriais; 50 g/L (5%) de dextrose em solução salina se houver evidência de hipoglicemia.
- Injetar Ev 100 mg de Hidrocortisona (HC) imediatamente (50-100 mg/m² para crianças) e, em seguida, 200 mg/dia (50-100 mg/m²/d para crianças divididos de 6 em 6 horas) de HC (através de terapia EV contínua ou injeção EV de 6-8 horas) durante 24 horas, reduzir para HC 100 mg/dia no dia seguinte; a administração i. A administração IM deve ser utilizada se não for possível o acesso venoso; a prednisolona pode ser utilizada como fármaco alternativo se não estiver disponível HC; a dexametasona é a menos preferida e deve ser administrada apenas se não estiver disponível outro glicocorticoide.

Após estabilização

- Manter administração de NaCl conforme necessidade do paciente.
- Rastreio infeccioso.
- Efetuar SST (ou teste disponível) para confirmar o diagnóstico.
- Pensar em diagnóstico diferencial.
- Reduzir a dose da hidrocortisona ao longo de 1-3 dias, dependendo da doença precipitante.
- Após as primeiras 24 horas, a dose de HC pode ser reduzida para 50 mg de 6 em 6 horas e passar para HC oral 40 mg de manhã e 20 mg à tarde, sendo depois reduzida para uma dose padrão de 10 mg ao acordar, 5 mg ao almoço e 5-10 mg ao início da tarde.
- Na deficiência de aldosterona, iniciar a reposição de MCs com fludrocortisona (100 mg por via oral diariamente) quando a infusão salina cessar para evitar a perda de sódio, a depleção do volume intravascular e a hipercalemia.
- -No entanto, a reposição de MCs não é necessária se a dose de HC for superior a 50 mg/dia.

Referências

1. Santomauro A, Junior A, Raduan R, Bertoluci M. Diagnóstico e Tratamento da Cetoacidose Diabética Euglicêmica. Diretriz Oficial da Sociedade Brasileira de Diabetes; 2023. DOI: 10.29327/557753.2022-22. ISBN: 978-85-5722-906-8.

2. Kitabchi AE, Umpierrez GE, Fisher JN, Murphy MB, Stentz FB. Thirty years of personal experience in hyperglycemic crises: diabetic ketoacidosis and hyperglycemic hyperosmolar state. J Clin Endocrinol Metab. 2008 May;93(5):1541-52.

3. Karslioglu French E, Donihi AC, Korytkowski MT. Diabetic ketoacidosis and hyperosmolar hyperglycemic syndrome: review of acute decompensated diabetes in adult patients. BMJ. 2019 May 29;365.

4. Kitabchi AE, Umpierrez GE, Miles JM, Fisher JN. Crises hiperglicêmicas em pacientes adultos com diabetes. Diabetes Care. 2009;32(7):1335-43.

5. Akamizu T, Satoh T, Isozaki O, Suzuki A, Wakino S, Iburi T, et al. Diagnostic criteria, clinical features, and incidence of thyroid storm based on nationwide surveys. Thyroid. 2012 Jul;22(7):661-79.

6. Burch HB, Wartofsky L. Life-threatening Hyperthyroidism: Thyroid Storm. Endocrinol Metab Clin North Am. 1993;22:263-77.

7. Chiha M, Samarasinghe S, Kabaker AS. Thyroid Storm: An Updated Review. J Intensive Care Med. 2013 Aug 5. doi: 10.1177/0885066613498053.

8. Gwiezdzinska J, Wartofsky L. Thyroid emergencies. Med Clin North Am. 2012;96:385-403.

9. Chen YJ, Hou SK, How CK, et al. Diagnosis of unrecognized primary overt hypothyroidism in the ED. Am J Emerg Med. 2010;28:866-70. Available from: http://www.ncbi.nlm.nih.gov/pubmed/20887907.

10. Ball S. Diabetes Insipidus. Medicine (Baltimore). 2013;41:519-21. doi: 10.1016/j.mpmed.2013.06.001.

11. Huecker MR, Bhutta BS, Dominique E. Adrenal Insufficiency. [Updated 2023 Aug 17]. In: StatPearls [Internet]. Treasure Island (FL): StatPearls Publishing; 2024 Jan-. Available from: https://www.ncbi.nlm.nih.gov/books/NBK441832/.

12. Alexandraki KI, Sanpawithayakul K, Grossman A. Adrenal Insufficiency. [Updated 2022 Nov 7]. In: Feingold KR, Anawalt B, Blackman MR, et al., editors. Endotext [Internet]. South Dartmouth (MA): MDText.com, Inc.; 2000-. Available from: https://www.ncbi.nlm.nih.gov/books/NBK279083/.

13. Brasil. Protocolo Clínico e Diretrizes Terapêuticas da Insuficiência Adrenal. Brasília: CONITEC; 2020. Disponível em: https://www.gov.br/conitec/pt-br/midias/consultas/relatorios/2020/relatorio_pcdt_insuficiencia_adrenal_cp_39_2020.pdf.

14. Melmed S, Williams RH. Williams Textbook of Endocrinology. 12th ed. Philadelphia: Elsevier/Saunders; 2011.

Desordens renais

6

Maykel Malpica Marrero
Lucas Renato Rocha

Conceitos gerais

- A injúria renal aguda (IRA), corresponde à súbita perda da capacidade dos rins de excretar resíduos metabólicos do organismo e manter o equilíbrio hídrico, eletrolítico e acidobásico do organismo.

- A ocorrência de IRA é um fator preditor de mortalidade mesmo na ausência de necessidade de terapia renal substitutiva (TSR) e cerca de 25% evoluem para doença renal crônica.

- A função renal pode ser estimada através do cálculo do *clearance* de creatinina (ClCr) que corresponde a Taxa de Filtração Glomerular (TFG).

- Nos adultos a TFG normalmente está em torno de 90-120 mL/min/1,73m².

- Um dos métodos mais utilizados para o cálculo do ClCr é através da fómula de Cockroft-Gault:

- ClCr = (140 - Idade em anos) x peso(kg)/(Creatinina plasmática (mg/dL) x 72)

- *Se mulher, multiplica-se o resultado por 0,85.

- Na prática diária costuma se fazer uso de calculadoras que utilizam como base a fórmula CKD-EPI para cálculo da TFG.

- A IRA pode ser identificada pelo aumento da creatinina sérica (SCr) ou a diminuição do volume urinário.

- O *guideline* mais recente sobre IRA foi publicado em 2012 pelo grupo Kidney Disease: Improving Global Outcomes (KDIGO) e a classifica da seguinte forma:

Estágio	Creatinina Sérica (SCr)	Volume Urinário	Outros
1	Aumento de 1,5 a 1,9 vezes a SCr basal ou Aumento de > 0,3 mg/dL	< 0,5 mL/kg/h por 6 a 12 horas	
2	Aumento de 2,0 a 2,9 vezes a SCr basal	< 0,5 mL/kg/h por > 12 horas	
3	Aumento > 3 vezes a SCr basal ou Aumento da SCr para > 4 mg/dL ou Início de terapia renal de substituição	< 0,3 mL/kg/h por > 24 horas ou Anúria por > 12 horas	Início de terapia renal substitutiva

Manifestações clínicas

Renais

O volume urinário pode variar a depender do que está causando a IRA e pode ser classificado do seguinte modo:

- Anúrica total: 0-20 mL/dia.
- Anúrica: 20 a 100 mL/dia.
- Oligúrica: 101 a 400 mL /dia.
- Não-oligúrica: 401 a 1.200 mL/dia.
- Na IRA não-oligúrica a redução da TFG ocorre simultaneamente a perda da capacidade de reabsorção de água e sódio dos túbulos, gerando assim, algum volume urinário. Está associada principalmente ao uso de drogas nefrotóxicas.
- Poliúrica: 1201 a 4.000 mL/dia.
- Hiperpoliúrica: > 4.000 mL.

Extra-renais

Neurológico	Tremores, agitação, torpor, convulsão, coma
Cardiorrespiratório	Dispneia, tosse, dor torácica, edema, hipertensão arterial, insuficiência cardíaca, edema agudo de pulmão, arritmias, pericardite, pleurite
Gastrointestinal	Inapetência, náuseas, vômitos, diarreia, sangramento digestivo
Hematológico	Sangramentos, anemia, distúrbios plaquetários
Imunológico	Depressão imunológica, tendência a infecções
Nutricional	Catabolismo aumentado, perda de massa muscular
Cutâneo	Prurido

Causas

A IRA pode fazer parte de diversas doenças, e no ambiente de UTI sua etiologia geralmente é multifatorial, porém, para fins de diagnóstico e tratamento costuma ser dividida em três categorias.

- **Pré-renal:** doenças que provocam hipoperfusão renal, sem comprometer a integridade do parênquima inicialmente, cerca de 55%.
- **Renal:** doenças que afetam diretamente o parênquima renal, cerca de 40%.
- **Pós-renal:** doenças associadas à obstrução do trato urinário, cerca de 5%.

IRA Pré-renal

É a etiologia mais prevalente e representa resposta fisiológica à hipoperfusão renal leve a moderada, podendo evoluir com lesão estrutural caso persista.

Hipovolemia: hemorragias, perdas gastrointestinais, perdas para terceiro espaço, queimaduras, excesso de diuréticos, febre, desidratação.

Diminuição do débito cardíaco: Insuficiência cardíaca (IC), infarto agudo do miocárdio (IAM), tipos de choque com acentuada hipoperfusão.

Alteração da relação entre resistência vascular sistêmica e renal: Choque distributivo, uso abusivo de anti-hipertensivos, sepse, vasopressores, síndrome hepatorrenal.

Drogas: anti-inflamatórios não-esteroidais (AINEs), inibidores da enzima conversora de angiotensina (IECA), ciclosporina, contraste iodado.

Hiperviscosidade: Mieloma múltiplo, macroglobulinemia, policitemia.

IRA Renal

A maioria dos casos (90%) é desencadeada por isquemia ou nefrotoxinas que induzem necrose tubular aguda (NTA), apenas 20 a 30% dos não apresentam evidências clínicas ou morfológicas de NTA. Pode cursar com oligúria, anúria e não oligúrica.

Doenças do glomérulo ou da microvasculatura renal: Glomerulonefrite, vasculite, síndrome hemolítica urêmica, púrpura trombocitopênica trombótica, coagulação intravascular disseminada, esclerodermia, lupus eritematoso sistêmico.

Necrose tubular aguda: Isquemia (igual a IRA pré-renal), toxinas (meios de contraste, antibióticos, ciclosporina, quimioterápicos, paracetamol, rabdomiólise, hemólise, ácido úrico, oxalato, discrasia de leucócitos).

Nefrite intersticial: alérgica (antibióticos como betas lactâmicos, sulfonamidas, trimetoprim, rifampicina, AINEs, diuréticos, captopril), infecções (bacterianas, virais ou fúngicas), infiltração (linfoma, leucemia, sarcoidose) e idiopática.

Depósito e obstrução intratubular: proteínas do mieloma, ácido úrico, oxalato, aciclovir, metotrexato, sulfonamidas.

Obstrução vascular renal (bilateral ou unilateral com rim único funcionante): Obstrução de veia renal (trombose, compressão), obstrução de artéria renal (aterosclerose, trombose, embolia, fibrodisplasia, vasculite).

Rejeição de aloenxerto renal.

IRA Pós-renal

- Obstruções intrínsecas ou extrínsecas do sistema urinário.
- Obstrução ureteral bilateral: neoplasia de próstata, neoplasia de colo uterino, fibrose retroperitoneal idiopática, obstrução intraluminal (cristais, edema, coágulos).
- Obstrução na bexiga: neoplasia de bexiga, infecção, neuropatia.
- Obstrução uretral: válvula congenital, hipertrofia prostática benigna (HPB).

Diagnóstico

- Sangue: Elevação de escórias nitrogenadas (creatinina e ureia), acidose metabólica, hipo ou hipernatremia, hipercalemia, hipo ou hipercalcemia, hiperfosfatemia (Mais comum em renais crônicos) e anemia normo/normo.
- Urina: Avaliação quanto a presença de sedimento urinário, osmolaridade urinária, sódio, proteinúria, creatinina e ureia.
- Exames de imagem: Preferencialmente ultrassonografia ou tomografia a fim de identificar fatores obstrutivos, hidronefrose, avaliar tamanho dos rins e relação corticomedular. Evitar RNM pelo risco de fibrose nefrogênica sistêmica por gadolínio
- Teste de estresse com furosemida: A Furosemida é um diurético que age na alça de Henle após ser filtrada pelo glomérulo. Portanto esse teste tem como objetivo avaliar a viabilidade glomerular e tubular no paciente com IRA. Caso o paciente tenha uma diurese inferior a 200 mL/2h após a administração de 1 mg/kg ou 1,5 mg/kg caso o paciente já faça uso crônico de furosemida, o teste é negativo, o que confere pior prognóstico, podendo ser utilizado como critério para indicação de TSR precoce.
- Biópsia renal: Reservada para casos selecionados. Sendo esses quadros com evolução atípica, suspeita de nefrite intersticial, necrose cortical, doença ateroembólica, glomerulonefrites agudas ou rapidamente progressivas e vasculites.

Principais características: IRA pré-renal *vs* NTA

	IRA Pré-renal	NTA
Sedimento urinário	Normal/Cilindros hialinos	Cilindros granulosos
Relação U/C	> 40:1	< 40:1
Volume urinário	↓↓	↓ ou normal
Osmolaridade Urinária	> 500 mOsm/L	< 350 mOsm/L
Sódio urinário*	< 20 mmol/L	> 40 mmol/L
Densidade	> 1.020	1.010-1.020
Teste de furosemida	Positivo	Negativo

Principais características: IRA renal (não NTA)

Etiologia	Estrutura	Laboratório	Sedimento	Hipertensão	Clínica
Nefrite Intersticial Aguda	Túbulos e interstício renal	Eosinofilia	Piúria, cilindros leucocitários, eosinófilos	Incomum	Rash cutâneo, febre
Glomerulonefrite Aguda (LES, GNRP, Neoplasia)	Capilares e outras estruturas glomerulares	FAN (Anti-dsDNA), C3, C4, CH50, Anti-MBG	Cilindros hemáticos, hemácias dismórficas	Comum	Síndrome nefrótica/ nefrítica Síndrome Pulmão-Rim Doença Sistêmica
Vasculites	Capilares glomerulares, Pequenas artérias	ANCA-C e P	Normal/ Hematúria	Incomum	Síndrome nefrótica/ nefrítica Síndrome Pulmão-Rim Doença sistêmica
Microvascular (SHU, ateroembolia)	Pequenas artérias	Eosinofilia/ Hemólise	Normal/ Hematúria	Comum	Alterações de pele e fundo de olho
Macrovascular (Embolia, trombose, Fibrodisplasia)	Grandes artérias	Dislipidemia, trombofilia	Normal/ Hematuria	Comum	Fibrilação atrial, embolia periférica

Outros

Rabdomiólise

- É uma síndrome clínica caracterizada pelo rompimento de células musculares com extravasamento de seu conteúdo (mioglobina, eletrólitos, proteínas plasmáticas) para o fluido extracelular e tomando a circulação.

- É dividida em causa traumática ou não-traumática sendo a primeira mais comum.

- As manifestações clínicas típicas são mialgia, edema local e urina de coloração vermelho-marrom. Laboratorialmente observa-se aumento dos níveis séricos de CPK > 1.000 UI/L, hipercalemia, hiperuricemia, hipermagnesemia, hiper ou hipocalcemia.

- O objetivo do tratamento é a estabilização e prevenção do desenvolvimento de IRA. Recomenda-se buscar a euvolemia, bem como a correção de distúrbios hidroeletrolíticos sabe-se que medidas como hiper hidratação e uso de diuréticos de alça cursam com piores desfechos.

Nefropatia por contraste

Trata-se da ocorrência de IRA como consequência da administração de contraste endovenoso. Estudos recentemente apontam um maior risco de toxicidade quanto menor for a TFG do paciente no momento da realização do exame. Estima-se que o risco de nefropatia induzida por contraste em pacientes com TFG entre 30 e 45 mL/min/1,73 m^2 fique em torno de 2%, podendo ser maior caso TFG < 30 mL/min/1,73 m^2.

Recomenda-se avaliar o risco/benefício levando em consideração a importância daquele exame para o quadro do paciente.

Tratamento

Medidas gerais

- Garantir que o paciente está com volume intravascular adequado, normotenso, hemoglobina e oxigenação tecidual adequados.

- Quantificação e controle de débito urinário.

- Evitar hiper hidratação, principalmente nos casos de IRA acompanhada de oligúria, o que resulta em um balanço hídrico acumulado excessivamente positivo.

- Prevenir hipercalemia diminuindo ingestão, evitando medicamentos que interferem na sua excreção e tratar agressivamente hipercalemia grave ou sintomática com gluconato de cálcio, glicoinsulina, uso de B2 agonista inalatório, correção de acidose, resina de troca e, se necessário, hemodiálise.

- A principal causa de mortalidade em pacientes com IRA é sepse, portanto, deve se atentar para sinais precoces de infecção e reforçar medidas preventivas como evitar quebra de barreira cutâneo-mucosa (Sondas e catéteres), uso racional de antimicrobianos e cuidados assistenciais.

- Nutrição com relação proteico/calórica adequada, com o objetivo de evitar um balanço nitrogenado excessivamente negativo devido ao estado hipercatabólico.

- Evitar drogas nefrotóxicas, caso necessário manter ajustes adequados conforme *clearance* de creatinina.

- A anticoagulação profilática ou terapêutica com enoxaparina deve ser corrigida pela TFG sendo a dose diminuída pela metade quando TFG < 30 mL/min/1,73 m² e se hemodialise optar por HNF

- Na presença de sangramento urêmico o DDAVP nasal ou vasopressina podem ser utilizados para controle do sangramento.

Terapia renal substitutiva (TRS)

Urgências dialíticas (Indicações absolutas):Hipercalemia refratária (K > 6 mmol/L; ECG com alterações características); Hipervolemia refratária; acidose metabólica refratária; Síndrome urêmica inquestionável (encefalopatia, sangramentos urêmicos, pericardite); Intoxicação exógena por substâncias dialisáveis (AAS, metformina, etilenoglicol, metanol e lítio).

Contudo, não é prudente esperar que ocorra uma urgência para indicar a terapia dialítica, o médico deve interpretar as tendências do paciente, levando em consideração diurese, escórias nitrogenadas, balanço hídrico, equilíbrio hidroeletrolítico e ácido básico, disfunções orgânicas e outras particularidades. Deve-se sempre levar em consideração os riscos de submeter um paciente a TRS buscando o momento correto de indicar.

Principais métodos dialíticos

Hemodiálise Intermitente (HDI): técnica de alta eficiência, utiliza alto fluxo de sangue e dialisato, sendo realizada em curto período de tempo (4 horas). Essa é a modalidade de mais fácil acesso e seu uso é recomendado em pacientes com IRA isolada sem instabilidade hemodinâmica.

TRS Continua: técnica de baixa eficiência, com baixíssimo fluxo de sangue e dialisato e opera de maneira contínua (> 24h). Está indicada para pacientes com instabilidade hemodinâmica moderada a grave e pacientes sob risco de edema cerebral.

> Devido a osmolalidade da ureia, se a sua retirada da corrente sanguínea é feita de maneira abrupta o plasma perde capacidade osmótica e isso predispõe ao extravasamento de líquido do interior do vaso para as células/interstício, podendo assim, causar edema cerebral.

SLED *(Slow low efficiency dialysis):* método que combina uma eficiência intermediária com um tempo de sessão mais prolongado (6 a 12 horas), tem a vantagem de causar menos instabilidade hemodinâmica do que a HDI. Indicada para pacientes em uso de baixas doses de vasopressor.

No caso de indisponibilidade de TRS continua ou SLED no serviço recomenda-se adaptar a HDI de acordo com a necessidade do doente

Não há evidência de superioridade de um método de TRS em relação a mortalidade, cabe ao médico decidir qual o método mais adequado para o contexto do seu paciente.

Distúrbios hidroeletrolíticos

Os principais mecanismos fisiológicos responsáveis por controlar grande parte do manejo hidroeletrolítico do organismo são as ações da anidrase carbônica, da vasopressina (ADH) e do Sistema-Renina-Angiotensina-Aldosterona (SRAA).

A anidrase carbônica é uma enzima presente no interior das hemácias e no plasma que é responsável pela seguinte reação:

$$H_2O + CO_2 \leftrightarrow HCO_3^- + H^+$$

Essa reação faz com que o nosso organismo consiga lidar com alterações do pH sérico através da manipulação da ventilação (CO_2) ou reabsorção/secreção renal (HCO_3^- e H^+). A capacidade que um próton (H^+) tem de alterar o pH é maior do que a do HCO_3^- e por conta disso a eliminação de CO_2 pela ventilação resulta em aumento do pH sérico.

Essa reação também auxilia na reabsorção de sódio e água pelos túbulos proximais para manter a neutralidade elétrica do lúmen tubular tornando possível a reabsorção de HCO_3^- para que o Na^+ seja reabsorvido juntamente com a água.

O ADH por sua vez atua aumentando a reabsorção de sódio pela alça de Henle tornando o interstício renal mais concentrado ao mesmo tempo que estimula a produção de aquaporinas que tornam a membrana tubular mais permeável à água. Essas alterações em conjunto geram um gradiente osmótico que permite a reabsorção de água e pelo fato de atuar aumentando a permeabilidade da membrana tubular, é o único mecanismo que é capaz de aumentar a reabsorção de água livre e assim diluir o plasma (baixar os níveis séricos de sódio). Sua secreção pela neuro hipófise é estimulada pela diminuição da TFG e, mais importante, aumento da osmolaridade sérica.

Desordens renais | 67

O SRAA é estimulado principalmente pela queda da TFG, a Angiotensina II que irá aumentar a pressão arterial, e também, a pressão de filtração glomerular pela vasoconstrição da arteríola eferente e estimula a produção de aldosterona que por sua vez estimula a reabsorção de sódio e água no túbulo distal na tentativa de restabelecer a volemia e assim normalizar a TFG. Para que a neutralidade elétrica do lúmen tubular seja mantida o Na+ tem que ser reabsorvido juntamente com outra carga positiva, que nesse caso são o K^+ ou o H+, aquele que tiver maior concentração sérica terá maior chance de ser secretado nessa troca. Isso confere à Aldosterona um importante papel na regulação da concentração sérica de potássio e também do pH sanguíneo.

Distúrbios do sódio

Hipernatremia (Na > 145 mEq/L): Aumento da concentração do sódio em relação a água corporal total. Na maioria das vezes causado pela perda de água livre (desidratação). Os principais sintomas são neurológicos podendo em casos graves causar convulsões ou coma. O tratamento pode ser feito apenas com reidratação oral ou endovenosa. Em casos graves ou pacientes com baixa tolerância a volume pode ser feita com administração de soro glicosado a 5% geralmente administrados em bomba de infusão contínua. Objetivar variações inferiores a 10 mEq/L por conta do risco de edema cerebral.

Hiponatremia (Na < 135 mEq/L): Pode refletir aumento exacerbado da eliminação de Na (diuréticos tiazídicos) ou aumento da quantidade de água corporal total por aumento da secreção de ADH, podendo ser causada por anticonvulsivantes, antipsicóticos, tuberculose ou neoplasias. Quando grave Na < 120 mEq/L ou acompanhada de sintomas neurológicos como convulsões ou rebaixamento do nível de consciência, necessita correção rápida que pode ser feita com infusão de 100mL de solução salina 3% de forma gravitacional. O aumento buscado deve ser inferior a 12 mEq/L em 24h por conta do risco de mielinólise pontinha.

A quantidade de solução a ser infundida em ambos os distúrbios pode ser calculada pela fórmula de Adrogué:

Variação de Na a cada 1 L de soro infundido = (Na do soro - Na do paciente)/ Água corporal total + 1

SG5% = 0 mEq/L   Água corporal no homem/criança: 0,6 × peso

Salina 3% = 513 mEq/L   Água corporal na mulher= 0,5 × peso

Soro fisiológico 0,9% = 154 mEq/L   Água corporal no idoso: 0,45 × peso

Ringer Lactato = 130 mEq/L

Distúrbios do potássio

Hipocalemia

Define-se como K < 3,5 mEq/L, é o segundo distúrbio hidroeletrolítico mais comum e sua importância decorre do fato de poder deflagrar arritmias ventriculares, aumentando em cerca de 10 x a chance de morte súbita.

Pode ocorrer por balanço negativo de K^+ (por perda renal ou extra renal) ou por translocação do K^+ para o interior das células. Esses mecanismos podem ocorrer simultaneamente.

Em geral ocorrem sintomas inespecíficos como astenia, formigamento e constipação intestinal, porém quando os níveis de potássio sérico caem muito, em geral K < 2,7 mEq/L, podem ocorrer alterações eletrocardiográficas, sendo as mais prevalentes: Achatamento de onda T, surgimento de onda U, alargamento de intervalo QT e onda P apiculada.

Em pacientes com viabilidade do trato gastrointestinal, a via enteral pode ser utilizada, em geral, quando K > 3,0mEq/L sendo o xarope de KCL 6% (8 mEq a cada 10 mL) ou os comprimidos de "Slow K" (8 mEq por drágea).

Em caso de intolerância gastrointestinal, perdas gastrointestinais importantes como vômitos, diarreia ou fístulas e mais importante, na hipocalemia grave (K^+ < 3 mEq/L) deve-se optar pela reposição por via endovenosa.

Na reposição endovenosa utiliza-se ampolas de 10 mL KCl 19,1% que contém 25 mEq de K^+, diluindo-a em soro fisiológico 0,9%. Se acesso em veia periférica a concentração da solução deve ficar entre 20-40 mEq/L (1 a 1,5 ampolas de 10mL KCl 19,1% para 1.000 mL de NaCl 0,9%) e quando disponibilidade de acesso em veia profunda pode se chegar a 100-200 mEq/L (4 a 8 ampolas de 10 mL KCl 19,1% para 1.000 mL de NaCl 0,9%)

A administração das soluções acima deve ser realizada por bomba de infusão contínua preferencialmente e varia a depender da gravidade do quadro, em geral se adota um limite de 20mEq/H, porém em casos graves pode-se chegar a 40 mEq/h.

Na prática a quantidade de potássio a ser reposta é feita de forma empírica de acordo com a calemia inicial do paciente:

Hipocalemia leve/moderada (K^+ entre 3,0 a 3,5 mEq/L): Preferir reposição via oral entre 40-80mEq/dia. Exemplo: Xarope de KCl 6% na dose de 15-30 mL a cada 8 horas.

Hipocalemia grave (K < 3,0 mEq/L): Opta-se por reposição endovenosa infundindo-se 10-40 mEq/h a depender da gravidade do doente e tipo de acesso venoso utilizado, sempre realizando monitorização cardíaca continua e dosagem dos níveis séricos de K^+ seriados. Lembrando de passar para via oral assim que os níveis de K^+ > 3 mEq/L.

Quando hipocalemia refratária deve-se suspeitar de deficiência de magnésio associada e está indicada a reposição endovenosa de sulfato de magnésio 2-3 g/dia.

Hipercalemia

Define-se como K^+ > 5,5 mEq/L e pode ocorrer por conta de deficiência na excreção corporal de K^+ (p. ex.: insuficiência renal) e/ou translocação de K^+ do intra para o extracelular (p. ex.: rabdomiólise).

A principal manifestação é alteração da condução elétrica dos tecidos, sendo a disfunção de condução cardíaca a mais relevante.

Em geral as alterações eletrocardiográficas surgem quando K^+ > 6,0 mEq/L, sendo elas o achatamento de onda P, onda T apiculada e alargamento de QRS.

Na presença de hipercalemia grave (presença de alterações eletrocardiográficas ou K > 6 mEq/L) o tratamento pode ser dividido em 3 etapas:

1. Cardioproteção: através da administração endovenosa de gluconato de Cálcio (1g ou 10 mL da solução a 10% em 2 a 3 min). Seu efeito tem início após cerca de 1 a 3 minutos da infusão e duração de cerca de 30-60 minutos, podendo ser repetido na ausência de normalização eletrocardiográfica após 3 minutos da administração ou caso as alterações retornem após 30 min da infusão inicial.

2. Promover o influxo de potássio para as células: Pode se optar pela administração de 10 UI de insulina regular endovenosa (em geral realizada 10 UI insulina regular + 50 mL de glicose 50% ou isoladamente quando glicemia > 200 mg/dL) ou nebulização com beta-2 agonistas adrenérgicos (10-20 mg de salbutamol em 4 mL de SF0,9% durante 10 minutos). Ambas as medidas podem ser administradas de maneira concomitante.

3. Remover K^+ do corpo: pode ser utilizado diuréticos (tanto de alça quanto tiazídicos), diálise ou resina intestinal de troca (Poliestireno sulfonato de cálcio 15-30g pré-diluídos em sorbitol 33%) podendo ser administrado a cada 4-6h e em geral demora cerca de 24h para início de efeito.

Na hipercalemia grave e refratária o principal método de escolha é a hemodiálise.

Referências

1. Costa JAC da, Vieira-Neto OM, Moysés Neto M. Insuficiência renal aguda. Medicina (Ribeirão Preto) [Internet]. 30º de dezembro de 2003 [citado 16º de julho de 2024];36(2/4):307-24. Disponível em: https://www.revistas.usp.br/rmrp/article/view/729
2. Nunes TF, Brunetta DM, Leal CM, Pisi PCB, Roriz-Filho JS. Insuficiência renal aguda. Medicina (Ribeirão Preto) [Internet]. 30º de setembro de 2010 [citado 16º de julho de 2024];43(3):272-8. Disponível em: https://www.revistas.usp.br/rmrp/article/view/184

3. Yu L, Santos BFC, Burdmann EA, Suassuna JHR, Batista PBP. Insuficiência Renal Aguda. Braz. J. Nephrol. 2007;29(1 suppl. 1):https://bjnephrology.org/wp-content/uploads/2019/11/jbn_v29s1dir01.pdf

4. Parrillo JE, Dellinger RP. Medicina de Cuidados Intensivos. 5ª ed.

5. Guimarães HP, Assunção MSC, Carvalho FB, Japiassú AM, Veras KN, Nácul FE, Reis HJL, Azevedo RP. Manual de Medicina Intensiva. AMIB.

6. Knobel E. Condutas no paciente grave. 4ª ed. São Paulo: Editora Atheneu; 2016.

7. Stanley M, Chippa V, Aeddula NR, Quintanilla Rodriguez BS, Adigun R. Rhabdomyolysis. In: StatPearls [Internet]. Treasure Island (FL): StatPearls Publishing; 2024 Jan–. 2023 Apr 16. PMID: 28846335.

8. Manual da residência de medicina intensiva. 2016 ;[citado 2024 jul. 16]

9. Chawla LS, Davison DL, Brasha-Mitchell E, Koyner JL, Arthur JM, Shaw AD, et al. Development and standardization of a furosemide stress test to predict the severity of acute kidney injury. Crit Care. 2013 Sep 20;17(5) doi: 10.1186/cc13015. PMID: 24053972; PMCID: PMC4057505.

10. Ogobuiro I, Tuma F. Physiology, Renal. [Updated 2023 Jul 24]. In: StatPearls [Internet]. Treasure Island (FL): StatPearls Publishing; 2024 Jan-. Available from: https://www.ncbi.nlm.nih.gov/books/NBK538339/

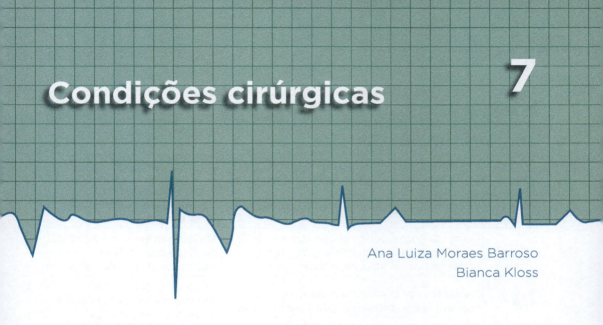

Condições cirúrgicas

Ana Luiza Moraes Barroso
Bianca Kloss

O paciente submetido a um procedimento cirúrgico está sujeito a respostas endócrinas, metabólicas e imunológicas específicas decorrentes do trauma cirúrgico, e tais respostas são proporcionais ao porte e à indicação primária dessa abordagem. Entre elas podemos citar hiperglicemia, alterações hidroeletrolíticas, alterações de pressão arterial e frequência cardíaca, elevação de temperatura e aumento de marcadores inflamatórios, alterações da motilidade intestinal. Apesar destas alterações serem esperadas em um pós-operatório, isso não significa que elas não devam ser prontamente identificadas e corrigidas quando necessário.

Pré-operatório

Avaliação pré-operatória e identificação do paciente de alto risco cirúrgico

A identificação dos pacientes de alto risco cirúrgico é de suma importância. Apesar de corresponderem a 12% do total de pacientes operados, 80% dos óbitos relacionados à cirurgia ocorrem nesse grupo de pacientes. São considerados pacientes de alto risco aqueles com mortalidade estimada entre 5 e 19%, e de muito alto risco aqueles com taxas acima de 20%.

A avaliação através de escores é amplamente utilizada para classificação de risco. São diversas as classificações de risco cirúrgico, sendo a mais famosa a classificação da American Society of Anesthesiology (ASA). A classificação ASA é importante para estimativa de morbimortalidade e para unificar o diálogo com a equipe cirúrgica e anestésica. Leva em consideração as comorbidades, a estabilidade clínica, e se a cirurgia é emergência ou não.

Tabela 7.1. Classificações de risco cirúrgico da American Society of Anesthesiology

Classe	Descrição	Exemplo
ASA 1	Paciente sem doenças	Paciente sadio
ASA 2	Paciente com doença sistêmica leve	Hipertensão controlada, tabagismo
ASA 3	Paciente com doença sistêmica grave	Angina, diabetes mal controlada, insuficiência renal em diálise
ASA 4	Paciente com doença sistêmica grave que é ameaça constante à vida ou que necessita de terapia intensiva	Angina instável, insuficiência cardíaca congestiva, insuficiência hepatorrenal
ASA 5	Paciente moribundo com pouca chance de sobrevida nas próximas 24h sem cirurgia	Paciente séptico com falência de múltiplos órgãos, isquemia mesentérica
ASA 6	Paciente com morte encefálica cujos órgãos serão removidos para doação	

Outros escores relevantes são o P-POSSUM e o Surgical Risk Scale, ambos disponíveis como calculadoras online. São considerados de alto risco cirúrgico os com mortalidade esperada maior que 5%.

Tabela 7.2. Uso de anticoagulantes e antiagregantes plaquetários

Medicamento	Meia-vida	Quando retirar		Quando retornar	
		Pequena cirurgia	Grande cirurgia	Pequena cirurgia	Grande cirurgia
Varfarina	20-60 h	3-5 dias	3-5 dias	24 horas, enquanto em uso de enoxaparina	24 horas, enquanto em uso de enoxaparina
Apixabana	8-15 h	24h	48h	24h	24-48h
Rivaroxabana	6-9 h	24h	48h	24h	24-48 h
Dabigatrana	12-17h	ClCr > 50: 24h ClCr <50: 48h	ClCr >50: 72h	24h	24-48h
Aspirina	7-10 dias	Usualmente continuado	Usualmente continuado	Usualmente continuado	Usualmente continuado
Clopidogrel	7-10 dias	5-7 dias	5-7 dias	24h	24-48h
Prasugrel	7-10 dias	5-7 dias	5-7 dias	24h	24-48h
Ticagrelor	5-7 dias	3-5 dias	3-5 dias	24h	24-48h

Adaptada de Perioperative Guidelines on Antiplatelet and Anticoagulant Agents: Update, 2022.

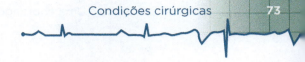

Pós-operatório

A admissão do paciente cirúrgico se inicia com o conhecimento do histórico clínico. Sabe-se que fatores como idade, comorbidades e emergência cirúrgica se relacionam com a mortalidade pós-operatória e, portanto, devem estar bem esclarecidos na admissão do paciente.

O segundo passo diz respeito às informações referentes ao procedimento cirúrgico. Qual cirurgia foi realizada, ressecções, anastomoses, uso ou não de material protético e outros achados cirúrgicos específicos devem ser pesquisados e descritos. Outro ponto importante diz respeito aos drenos: saber o tipo e a localização de cada dreno é de suma importância para entendermos o que é esperado de drenagem e o que é anormal.

Os dados sobre a anestesia são extremamente relevantes. Deve-se investigar sobre tempo de cirurgia, estabilidade hemodinâmica durante o procedimento, débito urinário, medicações e fluidos infundidos, necessidade de hemocomponentes e estimativa de sangramento.

Abaixo um roteiro com questões úteis para qualquer tipo de admissão pós-operatória:

- Qual a idade do paciente?
- Quais são os pontos importantes do histórico clínico e cirúrgico?
- A cirurgia foi eletiva ou de urgência?
- Qual cirurgia foi realizada e quais os detalhes relevantes da cirurgia?
- Paciente está em ventilação mecânica?
- Quais as medicações em uso no momento?
- Presença de dispositivos vasculares? Foi respeitada a técnica asséptica na introdução?
- Como foi a intubação e informações referentes a anestesia?
- Houve complicações? Quais?
- Quais são as recomendações do cirurgião? TC de controle, início de dieta...

O exame físico realizado deve ser completo. Avaliação hemodinâmica, cardiovascular, pulmonar e neurológica. Em pacientes politraumatizados em pós-operatório imediato, lesões não identificadas no pronto socorro podem ser descobertas durante esse exame físico.

Exames pós-operatórios, imagens e ECG devem ser pedidos de forma individualizada. Um RX de tórax de admissão é recomendado para avaliação de cateteres, tubo orotraqueal, sondas e para excluir complicações relacionadas a esses dispositivos. ECG deve ser pedido para todos os pacientes com risco de injúria miocárdica ou com arritmia nova no intraoperatório. Exames laboratoriais devem ser pedidos conforme a cirurgia realizada e risco do paciente.

Exames básicos: hemograma, ureia, creatinina, eletrólitos, lactato, gasometria venosa. Incluir gasometria arterial se em VM.

Situações especiais:	
Cirurgia abdominal	TGO, TGP, bilirrubinas. Considerar amilase, lipase, FA, GGT
Cirurgia cardíaca	Enzimas cardíacas, gasometria venosa central
Risco cardiológico elevado	Enzimas cardíacas. Considerar BNP

A etiologia das complicações pós-operatórias é complexa, mas a baixa reserva cardiovascular parece ser o problema chave. Por esse motivo, mortes e complicações são mais prováveis de ocorrerem em pacientes de alto risco cirúrgico.

O trauma cirúrgico aumenta a demanda de oxigênio e o desarranjo entre a oferta e o consumo de O_2 está relacionado a hipóxia tecidual e prejuízo no fluxo microvascular. O que traz como consequências a disfunção de órgãos.

A monitorização hemodinâmica é fundamental, pois mede os parâmetros que sugerem insuficiência cardiovascular, hipovolemia, vasoplegia ou obstrução cardíaca, direcionando tratamentos específicos para cada tipo de paciente. Tem como objetivo adequar a função cardíaca para melhora da perfusão tecidual.

Métodos para monitorização hemodinâmica:
pressão venosa central, pressão arterial invasiva, cateter de artéria pulmonar, ecocardiograma, POCUS, LiDCO, PiCCO, Vigileo/FloTrac.

A otimização volêmica no pós-operatório faz referência ao manejo do DC com fluidos e drogas inotrópicas com intuito de aumentar a entrega tecidual de oxigênio. A meta é a prevenção de déficits perfusionais que possam desencadear falências orgânicas e complicações pós-operatórias.

Antibioticoprofilaxia

A profilaxia antibiótica é de grande importância para a prevenção de infecções de sítio cirúrgico e deve ser indicada em todos os procedimentos cirúrgicos com exceção de cirurgias consideradas limpas (eletivas, sem inflamação, sem abordagem de trato respiratório, gastrointestinal ou geniturinário, sem quebra de técnica, trauma fechado, traqueostomia, sem lesão de mucosa). Em geral, o uso do antibiótico é indicado apenas na indução anestésica, porém em alguns casos pode ser necessário o uso prolongado por até 24h, ou por até mais tempo, como no caso de algumas fraturas expostas.

Tabela 7.3. Indicações gerais

Procedimento	Antimicrobiano de primeira escolha e forma de uso
Cirurgia limpa	Sem indicação (exceto em abordagens neurocirurgicas, ortopédica e oftalmológicas, conforme abaixo).
Cirurgia potencialmente contaminada (abordagem de trato respiratório, gastrointestinal ou geniturinário)	Cefazolina ■ Indução: 2 g EV (3 g se > 120 kg) ■ Intraoperatório: 2g EV 4/4h ■ Pós-operatório: sem indicação
Cirurgia contaminada (trauma aberto com < 4h, manipulação de vesícula biliar e trato geniturinário na presença de bile ou urina infectadas)	Ceftriaxona + Metronidazol ■ Indução: 1 g EV 12/12h + 500 mg EV ■ Intraoperatório: sem indicação ■ Pós-operatório: sem indicação
Cirurgia infectada	Indicada antibioticoterapia

Tabela 7.4. Cirurgia geral

Procedimento	Antimicrobiano de primeira escolha e forma de uso
Cirurgia gastroduodenal, vias biliares, hernioplastia e herniorrafia sem tela, trauma abdominal fechado com lesão de órgão sólido e necessidade de cirurgia	Cefazolina ■ Indução: 2 g EV (3 g se > 120 kg) ■ Intraoperatório: 1 g EV 4/4h ■ Pós-operatório: sem indicação
Hernioplastia e herniorrafia com tela	Cefazolina ■ Indução: 2 g EV (3 g se > 120 kg) ■ Intraoperatório: 1 g EV 4/4h ■ Pós-operatório: 1 g EV 8/8h por 24h
Apendicectomia não complicada, intestino delgado e colorretal	Ceftriaxona + Metronidazol ■ Indução: 1 g EV 12/12h + 500 mg EV. ■ Intraoperatório: sem indicação ■ Pós-operatório: sem indicação

Tabela 7.5. Ortopedia

Procedimento	Antimicrobiano de primeira escolha e forma de uso
Artroplastia primária, revisão de artroplastia, osteossíntese de fratura fechada	Cefazolina ■ Indução: 2 g EV (3 g se > 120 kg) ■ Intraoperatório: 1 g EV 4/4h ■ Pós-operatório: 1 g EV 8/8h por 24h
Artroplastia em paciente internado > 72h ou com Escore de Charlson > 5	Cefazolina + amicacina ■ Indução: 2 g EV (3 g se > 120 kg) ■ + 1 g EV amicacina ■ Intraoperatório: 1 g EV 4/4h ■ Pós-operatório: 1 g EV 8/8h por 24h Alternativa à amicacina em caso de disfunção renal: ciprofloxacino 400 mg EV na indução, seguidos de 400 mg EV 12/12h, por 24h
Artroplastia com colonização ou infecção prévia por MRSA	Cefazolina + vancomicina ■ Indução: 2 g EV (3 g se >120 kg) + 1 g EV ■ Intraoperatório: 1 g EV 4/4h cefazolina ■ Pós-operatório: 1 g EV 8/8h por 24h ■ + 1 g EV 12/12h por 24h Alternativa à vancomicina se disfunção renal: linezolida 600 mg EV na indução, seguidos de 600 mg EV 12/12h, por 24 horas
Fratura exposta grau I e II (iniciar imediatamente no atendimento inicial em pronto-socorro)	Cefazolina ■ Indução: 2 g EV (3 g se > 120 kg) ■ Intraoperatório: 1 g EV 4/4h ■ Pós-operatório: 24 horas após fechamento da lesão, no máximo por 48h Se sujidades, acrescentar metronidazol 1,5 g EV 24/24h
Fratura exposta grau III (iniciar imediatamente no atendimento inicial em pronto-socorro)	Ceftriaxona ■ Indução: 2g EV ■ Intraoperatório: 2 g EV 24/24h. ■ Pós-operatório: 24 horas após fechamento da lesão, no máximo por 48h Se sujidades, acrescentar metronidazol 1,5g EV 24/24h Considerar vancomicina em pó 500-1.000mg espalhado sobre a ferida, no fechamento da ferida no centro cirúrgico

Condições cirúrgicas

Tabela 7.6. Neurocirurgia

Procedimento	Antimicrobiano de primeira escolha e forma de uso
Craniotomia sem implementação de corpo estranho, cirurgias de coluna sem próteses	Cefazolina ■ Indução: 2 g EV (3 g se > 120kg) ■ Intraoperatório: 2 g EV 4/4h ■ Pós-operatório: sem indicação
Implante de DVE, DVP, cateter de PIC e próteses em geral, cirurgias de coluna com prótese	Cefazolina ■ Indução: 2 g EV (3 g se > 120 kg) ■ Intraoperatório: 2 g EV 4/4h ■ Pós-operatório: 1 g EV 8/8h por 24h
Cirurgias de acesso transesfenoidal	Ceftriaxona ■ Indução: 2 g EV ■ Intraoperatório: sem indicação ■ Pós-operatório: 2 g 12/12h por 24h
Fístula liquórica	Ceftriaxona ■ Indução: 2 g EV ■ Intraoperatório: sem indicação ■ Pós-operatório: 2 g 12/12h por 24h, após fechamento

Tabela 7.7. Ginecologia e obstetrícia

Procedimento	Antimicrobiano de primeira escolha e forma de uso
Parto vaginal e curetagem uterina sem infecção	Sem indicação
Cesariana, instrumentalização, dequitação manual de placenta e/ou manipulação intrauterina, histerectomia (abdominal e vaginal), laparatomia por gravidez ectópica	Cefazolina ■ Indução: 2 g EV (3 g se > 120 kg) ■ Intraoperatório: 1 g EV 4/4h ■ Pós-operatório: sem indicação

Tabela 7.8. Cirurgia Torácica e otorrinolaringologia

Procedimento	Antimicrobiano de primeira escolha e forma de uso
Cirurgia limpa sem lesão de mucosa (tireoidectomia taratireoidectomia, biópsia linfonodal), traqueostomia	Sem indicação
Cirurgia com lesão de mucosa (correção de fissura labiopalatina, laringectomia, rinoplastia, adenoidectomia, timpanoplastia, estapedotomia, timpanotomia, sinusectomia), ressecção pulmonar, pleural ou traqueal, decorticação, pericardiectomia, toracotomia para acesso à coluna	Cefazolina ■ Indução: 2 g EV (3 g se > 120 kg) ■ Intraoperatório: 1 g EV 4/4h ■ Pós-operatório: sem indicação

Retorno de dieta

O jejum prolongado deve ser evitado sempre que possível, a dieta deve ser retornada de maneira precoce, idealmente nas primeiras 12-24h após o ato operatório, exceto em cirurgias abdominais, em que a indicação de retorno de dieta deve ser orientada pela equipe assistente idealmente. É crucial também alinhar o suporte nutricional com a equipe de Nutrição para que as demandas nutricionais sejam supridas. A via de administração da dieta deve ser a mais próxima possível da via fisiológica, porém em caso de impossibilidade de retorno de dieta oral devem ser consideradas vias alternativas, como a enteral e a parenteral.

A nutrição parenteral pode ser total (NPT) ou suplementar (NPS) e para sua administração é necessário um acesso central (cateter venoso central ou cateter central de inserção periférica/PICC). A NPT é indicada apenas em caso de impossibilidade de ingestão oral ou enteral por mais de três dias, e algumas contraindicações à nutrição enteral são obstrução intestinal, intestino curto, síndrome compartimental abdominal e isquemia mesentérica, nesses casos a nutrição parenteral deve ser iniciada o mais cedo possível. A NPS deve ser considerada em todos os pacientes recebendo menos do que a meta calculada após dois dias de nutrição enteral exclusiva, sendo restrita aos pacientes mais graves, nos quais o déficit calórico proteico trará impacto na recuperação.

A síndrome de realimentação é caracterizada por distúrbios eletrolíticos em pacientes com desnutrição grave ou jejum prolongado que iniciam terapia nutricional com aporte nutricional elevado, como consequência ocorre o aumento súbito da insulina pela oferta de carboidratos e recaptação de eletrólitos para o meio intracelular. O principal marcador é a hipofosfatemia, com a redução do fósforo plasmático nos primeiros cinco a sete dias de terapia nutricional. Devem existir repercussões clínicas para a caracterização da síndrome (os casos mais graves podem cursar com arritmias, insuficiência cardíaca, insuficiência respiratória, hemólise, rabdomiólise). Os pacientes em risco devem receber tiamina 50-100 mg/dia por cinco a sete dias antes do início da terapia nutricional.

Protocolos de aceleração da recuperação pós-operatória

Os protocolos de aceleração (ERAS, SMART, ACERTO, etc.) são compostos por uma abordagem multimodal e multidisciplinar do paciente para diminuição do tempo de internação em 30 a 50% e diminuição das complicações. São compostas de variáveis pré, intra e pós-operatórias. Os elementos do protocolo reduzem o estresse da operação e mantêm a homeostase anabólica.

O protocolo de atendimento é baseado em evidências que trazem benefícios, como alterações do tempo de jejum pré-operatório, abordagens minimamente invasivas, restrição de fluidos no intraoperatório, mobilização precoce e reintrodução da dieta no pós-operatório.

Tabela 7.9. Protocolos de aceleração da recuperação pós-operatória

Pré-operatório	Esclarecimentos pré-admissionais, jejum por curto período, antibióticos profiláticos, otimização da dieta
Intraoperatório	Anestesia e analgesia regional, uso reduzido de opioides, mínima incisão cirúrgica, ventilação mecânica protetora, prevenção de hipotermia, prevenção ao uso excessivo de fluidos, profilaxia para náuseas e vômitos, prevenção ao uso de drenos e sondas desnecessários
Pós-operatório	Analgesia regional e multimodal para controle da dor, uso de procinéticos, restrição de fluídos, remoção precoce de sondas e cateteres, deambulação precoce

Referências

1. Moraes CMTD, et al. Tools and scores for general and cardiovascular perioperative risk assessment: a narrative review. Rev Col Bras Cir. 2022;49.

2. Boyd O, Jackson N. Clinical review: How is risk defined in high-risk surgical patient management? Crit Care. 2005;9(4):390.

3. Aseni P, et al. Current concepts of perioperative monitoring in high-risk surgical patients: a review. Patient Saf Surg. 2019;13(1):23.

4. Schmidt AP, Stefani LC. How to identify a high-risk surgical patient? Braz J Anesthesiol. 2022 Apr.

5. Hockstein MJ, Barie PS. Chapter 36 – General Principles of Postoperative Intensive Care Unit Care. In: Sessler DJ, Avidan MS, editors. Essentials of Anesthesia for Neurotrauma. Philadelphia: Elsevier, 2021. p. 369-80.

6. Azevedo LC, Taniguchi LU, Ladeira JP, Martins HS, Velasco IT. Medicina intensiva: abordagem prática. São Paulo: Editora Rubio, 2022.

7. De Aguilar-Nascimento JE. ACERTO – Acelerando a recuperação total pós-operatória. São Paulo: Editora Rubio, 2016.

8. Moster M, Bolliger D. Perioperative guidelines on antiplatelet and anticoagulant agents: 2022 update. Curr Anesthesiol Rep. 2022.

9. Guimarães HP, et al. Manual de Medicina Intensiva. São Paulo: Atenheu, 2014.

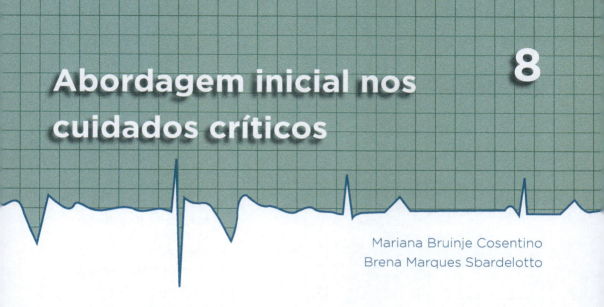

Abordagem inicial nos cuidados críticos

8

Mariana Bruinje Cosentino
Brena Marques Sbardelotto

O paciente crítico é definido como aquele que apresenta instabilidade ou grande risco de apresentar instabilidade de algum órgão ou sistema vital, podendo evoluir com desfechos desfavoráveis, como danos irreversíveis ou óbito, caso não sejam adequadamente assistidos. Por este motivo, esses pacientes se beneficiam, muitas vezes, de monitorização e internamento em Unidade de Terapia Intensiva (UTI).

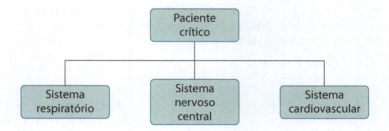

Para o atendimento de qualidade desses pacientes, alguns requisitos são necessários, tais como calma, treinamento, experiência, sistematização do atendimento, bem como o trabalho em equipe. Inicialmente, a avaliação do paciente gravemente enfermo deve ser rápida e objetiva e, após estabilização do mesmo, a história deve ser revisada com detalhes para melhor compreensão do quadro clínico.

Avaliação do doente crítico		
	Avaliação inicial	**Revisão**
História clínica	Queixas: dor, dispneia, alteração do estado mental Vítima de trauma ou não Paciente cirúrgico ou não Intoxicações	■ Queixa atual detalhada ■ História patológica pregressa: doenças crônicas e cirurgias prévias ■ História familiar ■ Medicamentos de uso contínuo ■ Alergias ■ Internamentos recentes ■ Revisão de sistemas
Exame físico	A: Via aérea B: Ventilação e oxigenação C: Circulação D: Neurológico E: Exposição	■ Sistema respiratório ■ Sistema cardiovascular ■ Abdome e trato geniturinário ■ Sistema nervoso central ■ Sistema endócrino e hematológico ■ Extremidades e sistema musculoesquelético
Revisão de prontuário	Laboratoriais e exames de imagem prévios à admissão na UTI	■ Revisão de dados do prontuário do paciente, referentes ao internamento atual e a internamentos prévios, quando existentes
Família		■ Acolhimento familiar ■ Investigar com familiares dados do quadro clínico que possam corroborar com diagnóstico
Tratamento	Tratamento suportivo	■ Tratamento específico para a patologia diagnosticada

Conduta inicial frente ao paciente crítico

Sintomas e sinais de alarme	Achados do exame físico	Rebaixamento do nível de consciência
• Suspeita de obstrução de via aérea • Precordialgia • Sangramentos agudos • Alteração neurológica aguda • Febre com suspeita de neutropenia • Intoxicação aguda	• Frequência respiratória > 36 irpm ou < 8 irpm ou uso de musculatura acessória • SpO_2 < 90% • Frequência cardíaca > 130 bpm ou < 40 bpm • PAS < 90 mmHg ou PAM < 65 mmHg • Tempo de enchimento capilar > 3 segundos	• Queda de 2 pontos ou mais na Escala de Coma de Glasgow

Paciente crítico	
"MOV"	Monitorizar: cardioscópio, pressão arterial, frequência cardíaca e SpO_2 Oxigênio: suplementar O_2 se SpO_2 < 90% Veia: acesso venoso periférico calibroso
Diagnóstico sindrômico	Dados clínicos; exames laboratoriais; exames de imagem
	Sepse Choque circulatório Insuficiência respiratória aguda (IRpA) Rebaixamento do nível de consciência (RNC) Parada cardiorrespiratória (PCR)

Sepse

Definição

- Disfunção orgânica ameaçadora à vida secundária à resposta inflamatória de um determinado processo infeccioso. A disfunção orgânica é mensurada com o aumento de 2 ou mais pontos no escore de SOFA (Sequencial Organ Failure Assessment).

- Nesse mesmo contexto, uma forma resumida do SOFA, o Quick SOFA (qSOFA), pode ser utilizada como triagem para identificação de pacientes com disfunções orgânicas, sendo o qSOFA sugestivo de sepse quando pelo menos dois de seus critérios são positivos. Fazem parte dos critérios do qSOFA: frequência respiratória ≥ 22; pressão arterial sistólica ≤ 100; alteração do nível de consciência.

Sequencial Organ Failure Assessment (SOFA)

Escore SOFA					
Disfunção orgânica	0 pontos	1 ponto	2 pontos	3 pontos	4 pontos
Respiratório PaO_2/FiO_2	≥ 400	< 400	< 300	< 200	< 100
Hematológico Plaquetas	≥ 150.000	< 150.000	< 100.000	< 50.000	< 20.000
Hepático Bilirrubinas	< 1,2	1,2 a 1,9	2,0 a 5,9	6,0 a 11,9	> 12
Cardiovascular DVA mcg/kg/min	PAM ≥ 70	PAM< 70	Dopamina < 5 ou Dobutamina	Dopamina 5,1 a 15 ou Noradrenalina ou Adrenalina ≤ 0,1	Dopamina> 15 ou Noradrenalina ou Adrenalina > 0,1
Sistema Nervoso Central Escala de Coma de Glasgow	15	13 a 14	10 a 12	6 a 9	< 6
Renal Creatinina/ débito urinário	< 1,2	1,2 a 1,9	2,0 a 3,4	3,5 a 4,9 < 500 mL/dia	> 5,0 < 200 mL/dia

Manejo

Avaliação inicial, coleta de laboratoriais e realização de exames de imagem que corroborem com o diagnóstico infeccioso / sepse
Sepse (SOFA Score ≥ 2)
Suporte às disfunções orgânicas: RNC; IRpA; lesão renal aguda; disfunção hemodinâmica
Coleta de par de hemoculturas e de outras culturas direcionadas para o foco suspeito
Antibioticoterapia de amplo espectro e precoce: em até 1 hora para sepse provável ou 3 horas para sepse possível
Drenagem de focos fechados. Exemplo: abscessos e coleções
Ressuscitação volêmica inicial com cristaloides, conforme responsividade e tolerância
Reavaliação constante do paciente e vigilância para novas disfunções

Choque circulatório

Conceitos gerais

- Choque circulatório é a expressão clínica da hipóxia celular, tecidual e orgânica, sendo causado pela incapacidade do sistema circulatório de suprir as demandas celulares de oxigênio, por oferta inadequada de oxigênio (DO_2) e/ou por demanda tecidual aumentada de oxigênio (VO_2). O atraso no manejo da hipóxia tecidual resulta em disfunção de múltiplos órgãos e sistemas, além de óbito, sendo por esse motivo o choque caracterizado como uma emergência médica. O tratamento tem por objetivo restabelecer a oferta de O_2 tecidual, bem como a resolução da sua causa etiológica.

Perfil hemodinâmico do choque

	PVC	SvO2	DC	RVS	POAP	VEIA CAVA
Hipovolêmico	Reduzida	Reduzida	Reduzido	Aumentada	Reduzida	Colabando e variando
Cardiogênico	Aumentada	Reduzida	Reduzido	Aumentada	Aumentada	Turgida e não variável
Obstrutivo	Aumentada	Reduzida	Reduzido	Aumentada	Aumentada	Túrgida e não variável
Distributivo	Variável	Aumentada	Aumentado	Reduzida	Variável	Apresentação variável

PVC: pressão venosa central; SvO_2: saturação venosa central de O_2; DC: débito cardíaco; RVS: resistência vascular sistêmica; POAP: pressão de oclusão da artéria pulmonar.

Característica do choque

Hipovolêmico	Redução do volume intravascular Causas: hemorragia; diarreia; vômitos; diurese osmótica
Cardiogênico	Redução do débito cardíaco por contratilidade miocárdica deficitária Causas: infarto agudo do miocárdio; cardiomiopatias; insuficiência cardíaca descompensada; doença valvar avançada; miocardite; arritmias
Obstrutivo	Redução do débito cardíaco por causas extracardíacas Causas: embolia pulmonar; tamponamento cardíaco; pneumotórax
Distributivo	Vasodilatação sistêmica Causas: sepse; anafilaxia; pancreatite

Manejo

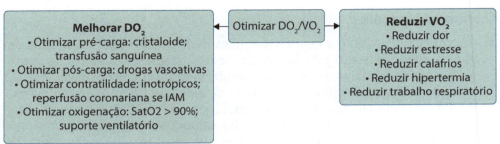

Insuficiência respiratória aguda

Definição

- **Hipoxêmica ou tipo 1:** déficit no processo de oxigenação com queda da PaO_2 (< 60 mmHg), mas com valores normais ou reduzidos da $PaCO_2$. Situação na qual há hipoxemia, mas sem que o processo de ventilação esteja alterado.

    Exemplos: síndrome do desconforto respiratório agudo; pneumonias; atelectasias; edema agudo pulmonar; tromboembolismo pulmonar; atelectasia; fibrose pulmonar; contusão pulmonar.

- **Hipercápnica ou tipo 2:** déficit no processo ventilatório com $PaCO_2$ elevada (> 45 mmHg). A hipoxemia concomitante é comum nesses pacientes.

    Exemplos: asma; doença pulmonar obstrutiva crônica; medicações depressoras do sistema nervoso central; doença neuromusculares; doenças do SNC; causas metabólicas; síndrome de hipoventilação da obesidade; obstrução mecânica das vias aéreas.

Clínica

Neurológico	Confusão mental, estupor e coma
Cardiovascular	Taquicardia e cianose
Respiratório	Dispneia, taquipneia, dessaturação, esforço respiratório, fala entrecortada e ruídos adventícios (sibilos ou estertores)

Manejo
- Identificar e tratar a causa base
- Suplementação de oxigênio

Sistema de oferta de O_2	Fluxo de O_2	FiO_2	Finalidade
Cânula nasal	1 a 5 L/min	21 a 44%	Casos menos graves de IRpA
Máscara facial simples	6 a 10 L/min	35 a 60%	IRpA hipoxêmica não refratária à FiO_2
Máscara de Venturi	4 a 12 L/min	24 a 50%	Necessidade de precisão de titulação de FiO_2
Máscara não reinalante	15 L/min	70 a 100%	IRpA hipoxêmicas mais graves

- Suporte ventilatório

Ventilação não invasiva	Ventilação mecânica invasiva
DPOC exacerbado com acidose respiratória Edema agudo de pulmão cardiogênico Pacientes imunossuprimidos em IRpA hipoxêmica	Impossibilidade de manter a via aérea pérvia IRpA refratária Rebaixamento do nível de consciência (Glasgow Coma Score <9) Instabilidade grave ou iminência de PCR

Rebaixamento do nível de consciência

Definição
- O RNC é caracterizado como o estado clínico no qual o paciente apresenta resposta inadequada aos estímulos externos.

Manejo

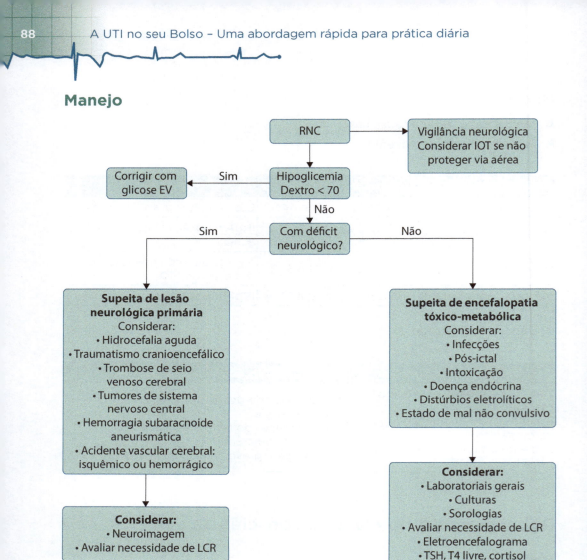

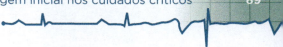

Parada cardiorrespiratória

Manejo

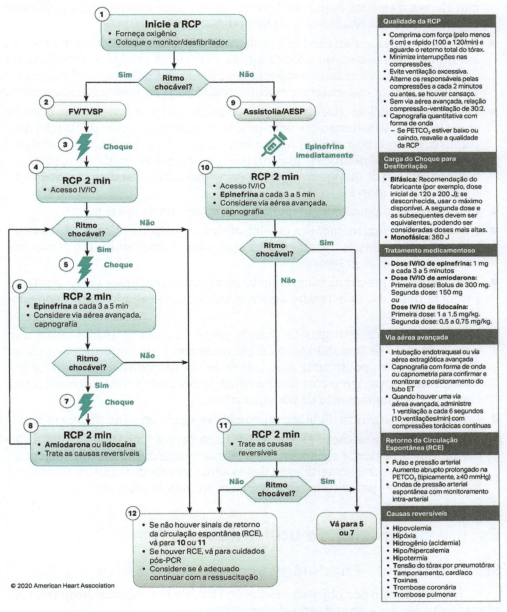

Retirado do Suporte Avançado de Vida Cardiovascular (ACLS), American Heart Association (AHA), 2020.

Indicações de internamento em UTI

- Doença pulmonar ou de vias aéreas: necessidade de ventilação mecânica; suplementação de O_2 em alto fluxo; lesão de via aérea com risco de deterioração clínica; sangramento importante de via aérea; tromboembolismo pulmonar com instabilidade respiratória ou hemodinâmica.

- Doença cardiovascular: choque circulatório; pós reanimação cardiopulmonar; síndrome coronariana ou aórtica agudas; arritmias malignas; insuficiência cardíaca com instabilidade respiratória ou hemodinâmica; procedimentos intratorácicos, cardiovascular ou vascular de alto risco; emergência hipertensiva.

- Doença neurológica: crise convulsiva refratária; piora progressiva no nível de consciência; traumatismo cranioencafálico moderado a grave; disfunção neuromuscular com risco de depressão ventilatória; hipertensão intracraniana; pós-operatório de neurocirurgia; sinais de compressão medular; acidente vascular encefálico de qualquer etiologia; coma metabólico ou tóxico; suspeita ou diagnóstico de morte encefálica.

- Doença hematológica: coagulopatia grave; síndrome de lise tumoral.

- Doença endócrina, metabólica ou eletrolítica: cetoacidose diabética; coma hiperosmolar; crise tireotóxica; crise mixematosa; distúrbios hidroeletrolíticos com manifestações graves.

- Doença gastrointestinal: sangramento gastrointestinal grave ou agudo; insuficiência hepática; pancreatite aguda grave; abdome agudo com manifestações de gravidade.

- Paciente cirúrgico: cirurgias de grande porte; cirurgia de médio porte com risco com risco de instabilização ou em pacientes com comorbidades; transplante de órgãos; politrauma com instabilidade hemodinâmica, respiratória ou neurológica; paciente com sangramento importante no intraoperatório ou com risco de sangramento no pós-operatório.

- Doença renal: urgência dialítica; rabdomiólise aguda com insuficiência renal.

- Outras causas: intoxicação exógena com risco de descompensação; disfunção de múltiplos órgãos e sistemas; hipertermia maligna; grande queimado ou queimado com comprometimento de via aérea; vítima de acidente elétrico ou biológico; sepse com critérios de gravidade; vítimas de afogamento.

Escore de gravidade utilizado na UTI

Simplified Acute Physiology Score 3 (SAPS 3)

Índice que tem por objetivo predizer o risco de mortalidade hospitalar na admissão do paciente no ambiente da terapia intensiva.

Demográfico/estado prévio de saúde		Categoria diagnóstica		Variáveis fisiológicas na admissão	
Variáveis	Pontos	Variáveis	Pontos	Variáveis	Pontos
Idade		**Admissão programada**	0	**Glasgow**	
< 40	0	**Admissão não programada**	3	3-4	15
≥ 40 - < 60	5	**Urgência**		5	10
≥ 60 - < 70	9	Não cirúrgico	5	6	7
≥ 70 - < 75	13	Eletiva	0	7-12	2
≥ 75 - < 80	15	Emergência	6	≥ 13	0
≥ 80	18	**Tipo de operação**		**Frequência cardíaca**	
Comorbidades		Transplantes	-11	< 120	0
Outras	0	Trauma	-8	≥ 120 - < 160	5
Quimioterapia	3	RM sem valva	-6	≥ 160	7
ICC NYHA IV	6	Cirurgia no AVC	5	**Pressão arterial sistólica**	
Neoplasia hematológica	6	Outras	0	< 40	11
Cirrose	8	**Admissão na UTI acrescentar 16 pontos**	16	≥ 40 - < 70	8
Aids	8	**Motivo de internação**		≥ 70 - < 120	3
Metástase	11	**Neurológicas**		≥ 120	0
Dias de internação prévios		Convulsões	-4	**Oxigenação**	
< 14	0	Coma, confusão, agitação	4	VM relação PaO_2/FiO_2 < 100	11
≥ 14-28	6	Déficit Focal	7	VM relação ≥ 100	7
≥ 28	7	Efeito de massa intracraniana	11	Sem VM PaO_2 < 60	5
Procedência		**Cardiológicas**		Sem VM PaO_2 ≥ 60	0
Centro cirúrgico	0	Arritmia	-5	**Temperatura**	
PS	5	Choque hemorrágico	3	< 34,5	7

(Continua)

A UTI no seu Bolso – Uma abordagem rápida para prática diária

(Continuação)

Demográfico/estado prévio de saúde		Categoria diagnóstica		Variáveis fisiológicas na admissão	
Variáveis	Pontos	Variáveis	Pontos	Variáveis	Pontos
Outra UTI	7	Choque hipovolêmico não hemorrágico	3	≥ 34,5	0
Outros	8	Choque distributivo	5	**Leucócitos**	
Fármacos vasoativos		**Abdômen**		< 15.000	0
Sim	0	Abdômen agudo	3	≥ 15.000	2
Não	3	Pancreatite grave	9	**Plaquetas**	
		Falência hepática	6	< 20.000	13
		Outras	0	≥ 20.000 - < 50.000	8
		Infecção		≥ 50.000 - < 100.000	5
		Nosocomial	4	≥ 100.000	0
		Respiratória	5	**pH**	
		Outras	0	£ 7,25	3
				> 7,25	0
				Creatinina	
				< 1,2	0
				≥ 1,2 - <2,0	2
				≥ 2,0 - < 3,5	7
				≥ 3,5	8
				Bilirrubina	
				< 2	0
				≥ 2 - < 6	4
				≥ 6	5
Total					

2010, Aplicabilidade do escore fisiológico agudo simplificado (SAPS 3) em hospitais brasileiros.

Avaliação diária na UTI

O trabalho dentro da terapia intensiva exige muita atenção, reavaliação seriada dos pacientes, bem como cuidado constante com a segurança dos mesmos, já que muitos processos complexos ocorrem de forma concomitante na rotina da UTI. A aplicação de *checklists* e protocolos, discussão dos casos com a equipe multidisciplinar, bem como entre a equipe da UTI e as equipes assistentes auxiliam na garantia da manutenção da qualidade assistencial e devem ser aplicadas diariamente. Nesse sentido o mnemônico "FAST-HUG" foi proposto para lembrar as tópicos que devem ser avaliados pelo menos uma vez ao dia para todo paciente de UTI.

FAST-HUG	
F (*feeding*)	Avaliar o tipo de dieta que o paciente está recebendo, bem como aporte calórico; se em jejum, avaliar possibilidade de iniciar dieta; se necessidade de jejum prolongado, avaliar a indicação de NPT.
A (analgesia)	Avaliar a presença da dor e graduar a mesma; sempre priorizar analgesia multimodal; avaliar necessidade de opioides; avaliar possibilidade de descontinuar opioides, se já estiverem em uso.
S (*sedation*)	Avaliar se o paciente realmente necessita de sedação; avaliar se é possível o desmame ou ao menos o despertar diário; poupar benzodiazepínicos em infusão contínua, se possível.
T (*trombo-prophylaxis*)	Avaliar se o paciente está recebendo profilaxia para tromboembolismo venoso; avaliar necessidade de ajustar dose da tromboprofilaxia, conforme função renal e para extremos de peso; sempre que possível retirar o paciente do leito.
H (*head of bed elevated*)	Caso não haja contraindicações, manter a cabeceira elevada entre 30 e 45 graus.
U (*ulcer prophylaxis*)	Avaliar se o paciente está recebendo profilaxia para úlcera de estresse; caso o paciente esteja recebendo profilaxia, avaliar se a mesma pode ser suspensa.
G (*glycemic control*)	Avaliar se o controle glicêmico está adequado.
Outras avaliações	Avaliar possibilidade de desmame ventilatório; avaliar lesões cutâneas e aplicar medidas de prevenção de lesão por pressão; avaliar necessidade de cuidados oculares; avaliar higiene oral; avaliar hábito intestinal; avaliar desinvasão de cateteres e sondas; avaliar descalonamento ou suspensão de antibioticoterapia; acolhimento familiar; avaliar limitação de suporte quando indicado.

Critérios de alta da UTI

- Causa da admissão no ambiente da UTI controlada ou resolvida.
- Pacientes estáveis sem risco de deterioração clínica.
- Ausência de disfunções orgânicas que não possam ser manejadas fora do ambiente da UTI.

- Pacientes com teto terapêutico definido e que tenham condições de permanecer fora do ambiente da UTI de forma digna e, quando possível, acompanhados de seus familiares.

Stability and Workload Index for Transfer (SWIFT) Score

Ferramenta utilizada para predizer o risco de readmissão do paciente na UTI em até 24 horas de sua alta. Uma pontuação menor que 15 está relacionada a menor risco de readmissão no ambiente da terapia intensiva.

SWIFT Score	
Local de origem	**Pontuação**
Emergência	0 pontos
Enfermaria ou outro hospital	8 pontos
Tempo de internação	**Pontuação**
< 2 dias	0 pontos
Entre 2 e 10 dias	1 ponto
> 10 dias	14 pontos
Última relação PaO_2/FiO_2	**Pontuação**
> 400	0 pontos
Entre 150 e 400	5 pontos
Entre 100 e 150	10 pontos
< 100	13 pontos
Glasgow Coma Score	**Pontuação**
> 14	0 pontos
Entre 11 e 14	6 pontos
Entre 8 e 10	14 pontos
< 8	24 pontos
Última $PaCO_2$ em mmHg	**Pontuação**
< 45	0 pontos
> 45	5 pontos

Referências

1. American Heart Association. Highlights of de 2020 AHA Guidelines Update for CPR and ECC. https://cpr.heart.org/-/media/cpr-files/cpr-guidelines-files/highlights/hghlghts_2020_ecc_guidelines_english.pdf.

2. Clínica médica, volume 2: doenças cardiovasculares, doenças respiratórias, emergências e terapia intensiva. 2. ed. Barueri: Manole; 2016. ISBN: 973-85-204-3615-8.

3. Critical Care Medicine: Principles of Diagnosis and Management in the Adult. 5. ed. Philadelphia: Elsevier, 2019. ISBN: 978-0-323-44676-1.

4. Manual de Medicina Intensiva: AMIB. São Paulo: Atheneu; 2014. ISBN: 978-85-388-0532-8.

5. Manual de Walls para o Manejo da Via Aérea na Emergência. 5. ed. Porto Alegre: Artmed, 2019. ISBN: 978-85-8271-562-8.

6. Medicina de Emergência: Abordagem Prátca. 17. rev. ed. e atual. São Paulo: Manole, 2023. ISBN: 978-85-204-6438-0.

7. Textbook of Critical Care. 8. ed. Canada: Elsevier, 2024. ISBN: 978-0-323-75929-8.

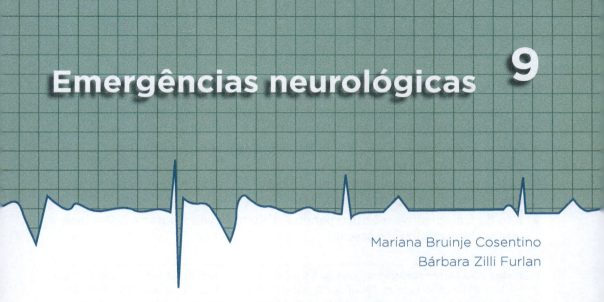

Emergências neurológicas 9

Mariana Bruinje Cosentino
Bárbara Zilli Furlan

Investigação da alteração de nível de consciência e coma na ausência de choque

Tabela 9.1. Avaliação de emergência e manejo do estupor e coma em adultos

História completa, sinais vitais e exame físico
Exame neurológico e Escala de Coma de Glasgow
Laboratoriais (função hepática, renal, eletrólitos, glicemia, *screening* para intoxicação, etc.)
Descartar rebaixamento de nível de consciência como disfunção de sepse (seja foco SNC ou não)
TC de crânio se sintomas neurológicos ou suspeita de meningite
Considerar punção lombar conforme suspeita diagnóstica
Outros exames de laboratório: hemoculturas, TSH e função adrenal podem ser solicitados
Eletrocardiograma

Neurocheck

Monitorização de exame neurológico básico de forma seriada e sistematizada. Observar:

- Resposta pupilar.
- Padrão ventilatório/ bradipneia, bradicardia e/ou hipertensão (Lembre-se que a tríade de Cushing da hipertensão intracraniana não está sempre presente).
- Escala de Coma de Glasgow.
- Novos déficits focais.
- Reflexos de tronco.

Delirium

Delirium é um distúrbio agudo de flutuação de atenção, cognição e nível de consciência, geralmente transitório e reversível.

- Ferramentas como o CAM-ICU ou MDAS podem ser usadas para avaliar *delirium* em pacientes de alto risco.
- Descartar causas orgânicas como infecção, dor, incluindo retenção urinária ou constipação, descartar hipoxemia.
- Não há tratamento específico para o *delirium*. Deve-se tratar a causa base e visar a desospitalização precoce.

Medidas não farmacológicas: Sentar fora do leito, presença de familiar em tempo integral, passeios externos, localizar o paciente em tempo e espaço, compartilhar quadro clínico e planos com o paciente diariamente, evitar contenções mecânicas desnecessárias e interrupções do sono; Relógios ou televisões ajudam na localização temporal do paciente; evitar contenção mecânica por risco de agravamento do *delirium*.

Medidas farmacológicas sintomáticas: haloperidol 2 mg IM ou quetiapina em doses baixas (25-50 mg) se auto ou heteroagressividade, dexmedetomedina em bomba de infusão pode ser benéfica pelo efeito analgésico, sedativo leve e com boa tolerabilidade em idosos (monitorar hipotensão e bradicardia).

Cefaleia com sinais de alarme

Aparecimento súbito e dor descrita como a pior sentida na vida.

Intensidade muito forte em pouco tempo após seu início.

Evolução insidiosa e progressiva, com ápice em poucos dias.

Estado de mal migranoso (crise de migrânea com duração maior que 72 horas, refratária ao tratamento).

Iniciada após trauma de crânio recente.

Suspeita de meningite.

Paciente com HIV/AIDS com padrão novo de cefaleia ou alteração radiológica com lesão expansiva compatível com toxoplasmose.

Padrão novo de cefaleia em paciente com história recente/atual de neoplasia ou com discrasias sanguíneas.

Padrão novo de cefaleia iniciada em paciente com mais de 50 anos, com dor a palpação e edema da artéria temporal superficial, mialgias e/ou VSG elevado.

Edema de papila no exame oftalmoscópio.

Sinais neurológicos focais.

Crise hipertensiva e confusão mental.

Suspeita de glaucoma (pupila fixa com midríase média/ olho vermelho).

Conduta diante de quadro de cefaleia com sinais de alarme: Solicitar um exame de imagem (TC de crânio ou RM conforme a suspeita diagnóstica), solicitar apoio do especialista se disponível e avaliar punção lombar em caso de suspeita de infecção de SNC.*

*Importante: as infecções de SNC serão discutidas no capítulo de Infecções e inflamação;

AVC

Manejo geral na UTI:
- História completa com registro em prontuário do ictus dos sintomas
- Exame de imagem para diferenciar isquêmico de hemorrágico
- Exames de laboratório completos com função renal, hepática, coagulograma, hemograma, eletrólitos e demais exames pertinentes ao caso
- Cabeceira elevada
- NIHSS* seriado registrado em prontuário com horário de aplicação
- Corrigir hipovolemia
- Evitar hipertermia, sem recomendação de indução de hipotermia
- Manter normoglicemia
- Manter PA <185/110 em caso de elegibilidade à alteplase no AVCi
- Tolerar PA até 220/120 para AVCi não elegível a trombólise
- No AVCh, manter PAS 130-150 - alvo a ser atingido em 1h

AVC isquêmico

A presença de qualquer déficit focal súbito e/ou rebaixamento de nível de consciência, com ou sem episódios convulsivos devem levantar a suspeita de AVC isquêmico. O quadro a seguir demonstra os principais sinais e sintomas relacionados ao território arterial do AVC isquêmico:

Artéria oftálmica	Alteração visual monocular
Artéria cerebral média	Déficit motor e/ou sensitivo Afasia Negligência
Artéria cerebral anterior	Déficit motor Déficit sensitivo Sinais de frontalização
Artéria vertebral	Náusea, vômitos, tontura Afeta nervos cranianos baixos Alterações cerebelares
Artéria cerebral posterior	Alterações de campo visual Rebaixamento de nível de consciência Déficit sensitivo e alteração de funções nervosas superiores
Artéria basilar	Déficit motor Déficit sensitivo Rebaixamento de nível de consciência Alteração de nervos cranianos

Manejo clínico passo a passo da suspeita de AVCi

Tempo é cérebro: A agilidade na detecção dos sintomas e encaminhamento para exame de imagem com avaliação de critério de trombólise ou abordagem cirúrgica é fundamental no sucesso do tratamento e na reversão do déficit neurológico. Além disso, o registro do prontuário deve conter horário exato do início dos sintomas. Em caso de "Wake Up Stroke" – pacientes que acordaram com déficit neurológico, deve-se registrar o último horário em que o paciente foi visto assintomático.

- História completa (essencial registro em prontuário do horário do ictus);
- Exame neurológico e escala NIHSS (Tabela 5.2) da admissão com horário em que foi aplicada;
- Exame de imagem para descartar sangramento intracraniano e outras causas de déficit neurológico súbito;

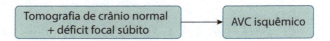

- Sintomas atípicos como cefaleia súbita ou rigidez de nuca: AngioTC;
- Acordou com déficit neurológico focal e TC normal: RM de crânio para avaliar janela estendida de trombólise conforme avaliação da neurologia;
- Indicação de trombólise: Ictus < 4h30 e ausência de contraindicação: prosseguir com trombólise (Individualizar caso NIHSS < 4 ou > 25 ou pacientes muito idosos). Avaliar necessidade de associar trombectomia mecânica conforme indicações da tabela 3;
- Se contraindicação à trombólise ou uso de ACO < 48h: Considerar trombectomia mecânica se ictus 6-24h (Vide tabela 4);
- Contraindicação à trombectomia e trombólise: AAS 300mg + AAS 100mg/d após. Se AVCi minor ou AIT associar clopidogrel por 21 dias; Estatina de alta potência para ambos;
- Investigação da causa do AVC no mesmo internamento para todos os casos.

Como trombolisar: Administrar a alteplase IV, na dose de 0,9 mg/kg (dose máxima de 90 mg), em 60 minutos, sendo 10% da dose administrada em *bolus* durante 1 minuto e o restante da dose no decorrer da primeira hora em bomba de infusão IV. Não realizar anti-agregantes ou anticoagulantes nas primeiras 24h após o procedimento.

Tabela 9.2. National Institute of Health Stroke Scale (NIHSS) – Escala de AVC

1a. Nível de consciência: Escolher uma resposta mesmo se uma avaliação completa é prejudicada por obstáculos como um tubo orotraqueal, barreiras de linguagem, trauma ou curativo orotraqueal. Um 3 é dado apenas se o paciente não faz nenhum movimento (outro além de postura reflexa) em resposta à estimulação dolorosa.	0 = Alerta; reponde com entusiasmo. 1 = Não alerta, mas ao ser acordado por mínima estimulação obedece, responde ou reage. 2 = Não alerta, requer repetida estimulação ou estimulação dolorosa para realizar movimentos. 3 = Responde somente com reflexo motor ou reações autonômicas, ou totalmente irresponsivo, flácido e arreflexo.
1b. Perguntas de nível de consciência: Questionar sobre o mês e idade. A resposta deve ser correta – não há nota parcial. Pacientes com afasia ou estupor que não compreendem as perguntas irão receber 2. Pacientes incapacitados de falar devido a intubação orotraqueal, trauma orotraqueal, disartria grave de qualquer causa, barreiras de linguagem ou outro problema não secundário a afasia receberá um 1. É importante que somente a resposta inicial seja considerada e que o examinador não "ajude" o paciente com dicas verbais ou não verbais.	0 = Responde ambas as questões corretamente. 1 = Responde uma questão corretamente. 2 = Não responde nenhuma questão corretamente.
1c. Comandos de nível de consciência: Solicitar a abrir e fechar os olhos e então abrir e fechar a mão não parética. Substitua por outro comando de um único passo se as mãos não podem ser utilizadas. É dado crédito se uma tentativa inequívoca é feita, mas não completada devido à fraqueza. Se o paciente não responde ao comando, a tarefa deve ser demonstrada a ele (pantomima) e o resultado registrado. Somente a primeira tentativa é registrada.	0 = Realiza ambas as tarefas corretamente. 1 = Realiza uma tarefa corretamente. 2 = Não realiza nenhuma tarefa corretamente.

(Continua)

Tabela 9.2. National Institute of Health Stroke Scale (NIHSS) – Escala de AVC (Continuação)

2. Melhor olhar conjugado: Somente os movimentos oculares horizontais são testados. Se o paciente tem um desvio conjugado do olhar, que pode ser sobreposto por atividade voluntária ou reflexa, o escore será 1. Se o paciente tem uma paresia de nervo periférica isolada (NC III, IV ou VI), marque 1. Os pacientes com trauma ocular, curativos, cegueira preexistente ou outro distúrbio de acuidade ou campo visual devem ser testados com movimentos reflexos e a escolha feita pelo investigador. Estabelecer contato visual e, então, mover-se perto do paciente de um lado para outro, pode esclarecer a presença de paralisia do olhar.	0 = Normal. 1 = Paralisia parcial do olhar. Este escore é dado quando o olhar é anormal em um ou ambos os olhos, mas não há desvio forçado ou paresia total do olhar. 2 = Desvio forçado ou paralisia total do olhar que não podem ser vencidos pela manobra óculo-cefálica.
3. Visual: Os campos visuais (quadrantes) são testados por confrontação, utilizando contagem de dedos ou ameaça visual. O paciente deve ser encorajado, mas se olha para o lado do movimento dos dedos, deve ser considerado como normal. Se houver cegueira unilateral ou enucleação, os campos visuais no olho restante são avaliados. Marque 1 somente se uma clara assimetria, incluindo quadrantanopsia, for encontrada. Se o paciente é cego por qualquer causa, marque 3. Estimulação dupla simultânea é realizada neste momento. Se houver uma extinção, o paciente recebe 1 e os resultados são usados para responder a questão 11.	0 = Sem perda visual. 1 = Hemianopsia parcial. 2 = Hemianopsia completa. 3 = Hemianopsia bilateral (cego, incluindo cegueira cortical).
4. Paralisia facial: Pergunte ou use pantomima para encorajar o paciente a mostrar os dentes ou sorrir e fechar os olhos. Considere a simetria de contração facial em resposta a estímulo doloroso em paciente pouco responsivo ou incapaz de compreender. Na presença de trauma /curativo facial, tubo orotraqueal, esparadrapo ou outra barreira física que obscureça a face, estes devem ser removidos, tanto quanto possível.	0 = Movimentos normais simétricos. 1 = Paralisia facial leve (apagamento de prega nasolabial, assimetria no sorriso). 2 = Paralisia facial central evidente (paralisia facial total ou quase total da região inferior da face). 3 = Paralisia facial completa (ausência de movimentos faciais das regiões superior e inferior da face).

(Continua)

Tabela 9.2. National Institute of Health Stroke Scale (NIHSS) – Escala de AVC (Continuação)

5. Motor para braços: O braço é colocado na posição apropriada: extensão dos braços (palmas para baixo) a 90o (se sentado) ou a 45o (se deitado). É valorizada queda do braço se esta ocorre antes de 10 segundos. Cada membro é testado isoladamente, iniciando pelo braço não-parético. Somente em caso de amputação ou de fusão de articulação no ombro, o item deve ser considerado não-testável (NT).	0 = Sem queda; mantém o braço 90o (ou 45°) por 10 segundos completos. 1 = Queda; mantém o braço a 90º (ou 45º), porém este apresenta queda antes dos 10 segundos completos; não toca a cama. 2 = Algum esforço contra a gravidade 3 = Nenhum esforço contra a gravidade; braço despenca. 4 = Nenhum movimento. NT = Amputação ou fusão articular 5a. Braço esquerdo 5b. Braço direito
6. Motor para pernas: A perna é colocada na posição apropriada: extensão a 30o (sempre na posição supina). É valorizada queda se esta ocorre antes de 5 segundos. Cada membro é testado isoladamente, iniciando pela perna não-parética.	0 = Sem queda; mantém a perna a 30º por 5 segundos completos. 1 = Queda; mantém a perna a 30º, porém esta apresenta queda antes dos 5 segundos completos; não toca a cama ou outro suporte. 2 = Algum esforço contra a gravidade; a perna não atinge ou não mantém 30º, cai na cama, mas tem alguma força contra a gravidade. 3 = Nenhum esforço contra a gravidade; perna despenca. 4 = Nenhum movimento. NT = Amputação ou fusão articular 6a. Perna esquerda 6b. Perna direita
7. Ataxia de membros: Este item é avalia se existe evidência de uma lesão cerebelar unilateral. Teste com os olhos abertos. Em caso de defeito visual, assegure-se que o teste é feito no campo visual intacto. Os testes índex-nariz e calcanhar-joelho são realizados em ambos os lados e a ataxia é valorizada, somente, se for desproporcional à fraqueza. A ataxia é considerada ausente no paciente que não pode entender ou está hemiplégico.	0 = Ausente. 1 = Presente em 1 membro. 2 = Presente em dois membros. NT = Amputação ou fusão articular, explique:_____

(Continua)

Tabela 9.2. National Institute of Health Stroke Scale (NIHSS) – Escala de AVC (Continuação)

8. Sensibilidade: Avalie sensibilidade ou mímica facial ao beliscar ou retirada do estímulo doloroso em paciente torporoso ou afásico. Somente a perda de sensibilidade atribuída ao AVC é registrada como anormal e o examinador deve testar tantas áreas do corpo (braços [exceto mãos], pernas, tronco e face) quantas forem necessárias para checar acuradamente uma perda hemisensitiva. Um escore de 2, "grave ou total" deve ser dado somente quando há perda grave ou total da sensibilidade claramente demonstrada. Portanto, pacientes em estupor e afásicos receberão provavelmente 1 ou 0. O paciente com AVC de tronco que tem perda de sensibilidade bilateral recebe 2. Se o paciente não responde e está quadriplégico, marque 2. Paciente em coma (item 1a=3) recebe arbitrariamente 2 neste item.	0 = Normal; nenhuma perda. 1 = Perda sensitiva leve a moderada; a sensibilidade ao beliscar é menos aguda ou diminuída do lado afetado, ou há uma perda da dor superficial ao beliscar, mas o paciente está ciente de que está sendo tocado. 2 = Perda da sensibilidade grave ou total; o paciente não sente que estás sendo tocado.
9. Melhor linguagem: O paciente é solicitado a descrever o que está acontecendo no quadro em anexo, a nomear os itens de uma lista de identificação. Se a perda visual interfere com os testes, peça ao paciente que identifique objetos colocados em sua mão, repita e produza falas. O paciente intubado deve ser incentivado a escrever. O paciente em coma (Item 1A=3) receberá automaticamente 3 neste item. O examinador deve escolher um escore para pacientes em estupor ou pouco cooperativos, mas a pontuação 3 deve ser reservada ao paciente que está mudo e não segue nenhum comando simples.	0 = Sem afasia; normal. 1 = Afasia leve a moderada; alguma perda óbvia da fluência ou dificuldade de compreensão, sem limitação significativa das ideias expressão ou forma de expressão 2 = Afasia grave; toda a comunicação é feita através de expressões fragmentadas; grande necessidade de interferência, questionamento e adivinhação por parte do ouvinte. O examinador não consegue identificar itens do material fornecido pela resposta do paciente. 3 = Mudo, afasia global; nenhuma fala útil ou compreensão auditiva.

(Continua)

Tabela 9.2. National Institute of Health Stroke Scale (NIHSS) – Escala de AVC (Continuação)

10. Disartria: Se acredita que o paciente é normal, uma avaliação mais adequada é obtida, pedindo-se ao paciente que leia ou repita palavras da lista anexa. Se o paciente tem afasia grave, a clareza da articulação da fala espontânea pode ser graduada. Somente se o paciente estiver intubado ou tiver outras barreiras físicas a produção da fala, este item deverá ser considerado não testável (NT). Não diga ao paciente por que ele está sendo testado.	0 = Normal. 1 = Disartria leve a moderada; paciente arrasta pelo menos algumas palavras, e na pior das hipóteses, pode ser entendido, com dificuldade. 2 = Disartria grave; fala do paciente é tão empastada que chega a ser ininteligível, na ausência de disfasia ou com disfasia desproporcional, ou é mudo/anártrico. NT = Intubado ou outra barreira física;
11. Extinção ou desatenção: (antiga negligência) Informação suficiente para a identificação de negligência pode ter sido obtida durante os testes anteriores. Se o paciente tem perda visual grave, que impede o teste da estimulação visual dupla simultânea, e os estímulos cutâneos são normais, o escore é normal. Se o paciente tem afasia, mas parece atentar para ambos os lados, o escore é normal. A presença de negligência espacial visual ou anosagnosia pode também ser considerada como evidência de negligência. Como a anormalidade só é pontuada se presente, o item nunca é considerado não testável.	0 = Nenhuma anormalidade. 1 = Desatenção visual, tátil, auditiva, espacial ou pessoal, ou extinção à estimulação simultânea em uma das modalidades sensoriais. 2 = Profunda hemidesatenção ou hemidesatenção para mais de uma modalidade; não reconhece a própria mão e se orienta somente para um lado do espaço.

Disponível em https://neurologiahu.paginas.ufsc.br/files/2012/09/NIH-Stroke-Scale.pdf Acessado em 20/04/2024.

Tabela 9.3. contraindicações absolutas a trombólise

Avaliação clínica
Sintomas sugestivos de HSA
Hipertensão refratária (PAS ≥185 mmHg ou PAD ≥110 mmHg)
Hemorragia ativa
Clínica sugestiva de endocardite infecciosa
AVC secundário à dissecção de aorta
Discrasia sanguínea de qualquer natureza, incluindo as presentes no próximo item

Hematológicas
Plaquetas <100.000
RNI >1.7 or PT >15 seconds or kPTT >40 seconds
HBPM em dose terapêutica para anticoagulação total nas últimas 24h
Uso de novos anticoagulantes nas últimas (se função renal normal) com evidência laboratorial de anticoagulação efetiva

Tomografia de crânio
Evidência de sangramento
Lesão hipodensa extensa compatível com irreversibilidade

CONTRAINDICAÇÕES RELATIVAS

- AVC minor ou melhora do déficit
- Hipoglicemia pode gerar sintomas neurológicos, descartar;
- Trauma nos últimos 14 dias
- Cirurgia grande nos últimos 14 dias
- História de sangramento gastrointestinal ou genito-urinário
- Crise convulsive com deficit focal (Paralisia de Todd)
- Gravidez
- Punção arterial em sitio não compressível nos últimos 7 dias
- Aneurisma intracraniano >10mm não tratado
- Má formação vascular intracraniana não tratada

OUTRAS CONTRAINDICAÇÕES RELATIVAS PARA TRATAMENTO ENTRE 3 E 4.5H

- Idade >80
- Uso de anticoagulante oral independente dos exames de laboratório
- AVCi muito extenso com NIH >25
- Combinação entre AVCi prévio e diabetes mellitus

Tabela 9.4. Indicações clássicas de trombectomia mecânica

- ≥ 18 anos
- Oclusão proximal (ACI até segmento M1 da ACM)
- Incapacidade mínima pré-AVC (escala de Rankin modificada ≤ 1)
- Ictus até 6h (porém pode ser realizado até 24h em janelas estendidas conforme os estudos DAWN e DEFUSE 3, indicações específicas avaliadas à RM
- NIHSS ≥ 6
- ASPECTS ≥ 6 (escala tomográfica do AVC)

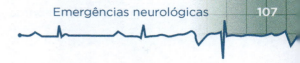

Outros pontos essenciais

- Se o paciente se encontra dentro da janela de 4h30 para o trombolítico, a trombólise deve ser realizada junto a trombectomia quando indicado.
- AVCi extenso em território de A. Cerebral Média tem alto risco de edema cerebral, deve-se avaliar junto a especialidade a indicação de craniectomia descompressiva profilática.

AVCh

De acordo com a diretriz para manejo de pacientes acometidos por hemorragia intracraniana pela American Heart Association (AHA) e American Stroke Association (ASA), o manejo básico dessa entidade consiste em:

- Solicitar uma rotina de laboratoriais que inclua coagulograma, função hepática e renal.
- Solicitar neuroimagem – angio TC de crânio – investigar a causa e prevenir recorrências.
- Seriar TC de crânio sem contraste em 6, 24 e 48h e sempre que alteração ao exame físico ou piora do nível de consciência.
- Manter PAS entre 130-150 (evitar hipotensão).
- Solicitar avaliação da neurocirurgia.
- Suspender agentes anticoagulantes e revertê-los sempre que possível.
- Realizar transfusão de plaquetas apenas na presença de plaquetopenia.
- Não é necessária a profilaxia com anticonvulsivantes, porém, em pacientes com crise convulsiva deve-se tratar rigorosamente, de preferência guiando a terapêutica por eletroencefalograma.

Hemorragia subaracnóidea aneurismática

Os principais pontos-chave na abordagem de uma rotura aneurismática são:

- Diagnóstico precoce com intervenção cirúrgica < 24h – clipagem ou embolização.
- Utilizar a escala Hunt-Hess, Fischer, World Federation of Neurosurgical Society Scale (WFNS) para avaliar prognóstico e risco de vasoespasmo.

É preciso ficar atento para as complicações neurológicas da HSA:

- Vasoespasmo cerebral que pode evoluir para isquemia cerebral tardia, gerando sequelas permanentes.
- Edema cerebral.
- Hidrocefalia.
- Crises convulsivas.

> Nimodipino 60 mg de 4/4h deve ser prescrito para todos os pacientes com HSA aneurismática; essa medicação não diminui a incidência de vasoespasmo mas reduz o risco de isquemia cerebral tardia.

Em pacientes com vasoespasmo cerebral, o aumento da pressão arterial pode reduzir a gravidade do episódio, porém a hipertensão NÃO deve ser induzida de rotina em pacientes sem vasoespasmo. O vasoespasmo pode ser monitorizado através de doppler transcraniano, angiotomografia e tomografia de crânio com sequência de perfusão.

A isquemia cerebral tardia pode acometer até 30% dos pacientes, geralmente entre 4 e 14 dias. Deve-se realizar monitorização neurológica rigorosa, qualquer mudança no exame físico pode indicar sua presença. Em casos graves, pode ser indicada a injeção intra-arterial de vasodilatadores ou angioplastia, conduta a ser discutida com as equipes assistentes.

Já a hidrocefalia pode ocorrer como complicação devido a presença de sangue intraventricular e deve ser tratada com derivação ventricular externa (DVE).

Não é necessário realizar profilaxia para crises convulsivas de rotina. Casos mais graves devem ser individualizados. Sempre avaliar com eletroencefalograma a possibilidade de estado de mal não convulsivo, principalmente em pacientes com rebaixamento de nível de consciência e/ou necessidade de sedação.

Além disso, deve-se monitorizar e tratar precocemente as complicações clínicas associadas, como:

- Complicações cardiovasculares (choque, disfunção cardíaca aguda secundária, arritmias).
- Hiponatremia (síndrome perdedora de sal ou secreção inapropriada de hormônio antidiurético).
- Complicações infecciosas.
- Tromboembolismo venoso.

Síndrome da hipertensão intracraniana

Essa síndrome é caracterizada por uma elevação sustentada (> 5min) de pressão intracraniana (PIC) para > 20-22 mmHg. Pode ser decorrente de diversas causas, como trauma cranioencefálico, hemorragia, edema cerebral secundário ou não a alterações vasculares ou tumores.

Quadro clínico

- Cefaleia.
- Náuseas e vômitos.
- Alterações pupilares e/ ou do estado mental e/ou déficits neurológicos focais.
- Tríade de Cushing - hipertensão, bradicardia e respiração irregular ou apneia.
- Papiledema ao exame de fundo de olho.

    Obs.: A ocorrência completa da síndrome é incomum e com frequência, tardia na evolução clínica.

A hipertensão intracraniana pode levar a diversas alterações sistêmicas, inclusive cardiovasculares, com fenômenos eletrocardiográficos de bradicardia sinusal, alteração do intervalo ST mimetizando isquemia ou pericardite, anormalidades da onda T, ondas U de maior amplitude, etc.

A monitorização da PIC pode ser realizada através de um cateter intraventricular ou parenquimatoso, objetivando manter a PIC menor que 20 mmHg e uma PPC (pressão de perfusão cerebral equivalente a PAM subtraída da PIC) entre 60-70. Antes de qualquer tomada de decisão, deve-se garantir que o ponto zero está a nível do meato acústico externo para a medida de PIC ser fidedigna.

Manejo clínico da hipertensão intracraniana

- Cabeceira elevada
- Evitar hiposmolaridade (preferir diluições em soro fisiológico).
- Drenagem de líquido cefalorraquidiano através de derivação ventricular externa quando disponível.
- Solução salina hipertônica na concentração a 3% em *bolus* de 150 ml a 23,4% (4.008 mmol/L) em *bolus* de 30 mL.
  Sugestão: 3 ampolas de NaCL a 20% + 100 ml SF 0,9% - solução NaCL 7%.
  Atenção: Importante a monitorização regular dos níveis de sódio (6/6h ou 8/8h a depender das medidas escolhidas), tolerando valores entre 145-150mEq; porém níveis acima de 160 mEq não apresentam benefício adicional; atentar para risco de sobrecarga hídrica.
- Manitol 0,2 a 1g/kg peso.
- Hiperventilação transitória com o objetivo de atingir níveis 30-35mmHg de PCO_2 por minutos ou algumas horas apenas até otimização de outras medidas – risco de vasoconstrição excessiva e isquemia cerebral.
- Barbitúricos – em casos e HIC refratária a todas as outras medidas, elevado risco de disfunção hemodinâmica, arritmias, torna o exame neurológico indisponível por vários dias e não está associado a melhores desfechos neurológicos. Podem ser utilizados o pentobarbital (100mg EV em dois minutos e 100-500 mg/d) e o tiopental (inicialmente de 1,5-5 mg / kg, pode ser realizada manutenção em 30 minutos por infusão IV contínua de 1-3 mg/kg por hora durante ≥ 12 horas).
- Hipotermia está contraindicada: não melhora desfecho neurológico e apresenta elevados índices de complicação durante o reaquecimento.
- Manejo cirúrgico – drenagem de hematoma, retirada de tumor, craniectomia descompressiva – a depender da causa base.

Estado de mal epilético convulsivo e não convulsivo

A definição mais aceita de estado de mal epilético (EME) atualmente se trata "da ocorrência de atividade epiléptica clínica ou eletrográfica por um tempo maior que cinco minutos, ou por atividade epiléptica recorrente sem recuperação entre as crises". O estado de mal pode ser convulsivo, na presença de abalos musculares ou não convulsivo, onde há alteração do estado mental e presença de descargas epiléticas no eletroencefalograma por pelo menos 30 minutos de duração.

Alguns sinais e sintomas podem estar presentes no quadro de EME não convulsivo, como por exemplo: anorexia, afasia, amnésia, catatonia, coma, confusão, letargia, olhar fixo, agitação, agressividade, *delirium*, ecolalia, náuseas/vômitos, nistagmo, psicose.

Se o quadro se mantém apesar dos tratamentos de primeira e segunda linha, geralmente após 60 minutos, classifica-se como estado de mal epilético refratário.

Crise convulsiva com alteração de nível de consciência – pode ser tônica, clônica ou tônico-clônica

- Manejo inicial do paciente crítico – acesso venoso adequado, garantir perviedade e proteção de via aérea, garantir oxigenação, descartar hipoglicemia.
- Diazepam 10 mg EV ou retal / Midazolam 5-15 mg nasal – máximo 2 vezes.
- Fenitoína 20 mg/kg – 50 mg/min sem diluição (reduzir a velocidade de infusão em pacientes idosos ou instáveis para 25 mg/min) – espera-se o controle após 10-30 minutos da administração.
- Se persistência das crises: repetir mais uma vez em 10mg/kg.

  ** Também pode ser usado fenobarbital 20 mg/kg com possibilidade de repetir 10 mg/kg caso fenitoína indisponível. Outras medicações mais recentes como lacosamida e levetiracetam são opções, porém menos disponíveis e com menos estudos.

  A partir desse momento, se refratariedade as medidas instituídas, prosseguir com IOT e iniciar sedoanalgesia com midazolam (0,2 mg/kg para adultos e manutenção de 0,05 a 2 mg/kg/h).
- Excluir estado de mal não convulsivo - solicitar EEG e idealmente titular dose da sedação através dele.
- Caso o EEG ainda identificar atividade elétrica desorganizada, associar propofol 1-2 mg/kg podendo ser repetido 0,5-2 mg/kg com manutenção de 20 mcg/kg/min.

  Se ainda persistência do quadro, pode ser necessário induzir coma barbitúrico com pentobarbital (100mg EV em dois minutos e 100-500mg/d) e o tiopental (inicialmente de 1,5-5 mg/kg, podendo ser realizada manutenção em 30 minutos por infusão IV contínua de 1-3 mg/kg por hora durante ≥ 12 horas guiado por EEG), com atenção ao risco de instabilidade hemodinâmica e sempre com garantia de via aérea avançada.

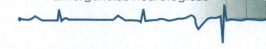

- Avaliar estabilidade para transporte ao exame de imagem para descartar causa estrutural ou sangramento, considerar coleta de LCR;

    Importante: Reavaliar de forma contínua tanto na administração de benzodiazepínicos, mas também durante hidantalização (ataque de fenitoína) ou gardernalização (ataque com fenobarbital) nível de consciência, proteção de via aérea, estabilidade hemodinâmica e presença de arritmias.

- Monitorar níveis de CPK pelo risco de rabdomiólise;
- Solicitar avaliação da especialidade;
- Manter medidas de manutenção conforme as medicações que foram optadas no ataque;
- Aguardar 24h para desmame de sedação em caso de estado de mal não convulsivo – idealmente guiar pelo EEG.

Paralisias flácidas na UTI

As paralisias flácidas são comuns em ambiente de UTI e seu diagnóstico requer uma avaliação clínica detalhada, sendo sua investigação essencial para a escolha da terapêutica apropriada e adequado desfecho. É importante ficar atento para sinais de fadiga respiratória, pelo risco de evolução com insuficiência respiratória aguda hipercápnica. A seguir algumas das causas mais comuns e seu manejo específico:

Polineuropatia do doente crítico: pacientes com internamento prolongado, que ficaram muito tempo imobilizados, fizeram uso de sedação e/ou bloqueadores neuromusculares, ou também corticoterapia prolongada. O manejo fica por conta da reabilitação respiratória e motora através de fisioterapia. A redução do uso de anestésicos e despertar diário da sedação, redução do uso de corticoterapia, controle de hiperglicemia e mobilização precoce são medidas eficientes na prevenção desta entidade.

Guillain-Barrè – Polirradiculoneurite aguda: paralisia flácida ascendente de etiologia autoimune que surge após 3-4 semanas após uma infecção viral ou bacteriana. Cursa com parestesia e redução progressiva da motricidade, apresenta dor neuropática associada em metade dos casos. Pode levar a insuficiência respiratória nos casos mais graves. Seu tratamento é realizado com Imunoglobulina Humana Intravenosa (IVIG) 400 mg/kg/d por 5 dias, mas em casos refratários pode ser necessário plasmaferese. Durante a infusão de IVIG é importante monitorar função renal e sinais de anafilaxia;

Miastenia-Gravis: O paciente portador de crise miastênica (ataque imunomediado aos receptores de acetilcolina) pode apresentar sintomas como diplopia, ptose palpebral, disfagia com perda de proteção de via aérea, até insuficiência respiratória por fadiga muscular. O diagnóstico é realizado através da eletroneuromiografia e seu tratamento na crise aguda grave deve ser também com IVIG na dose padrão, por 5 dias, podendo ser necessário também plasmaferese em casos mais extremos. O tratamento a longo prazo inclui anticolinesterásicos como a piridostigmina (30-60 mg 4/4h, podendo ser realizada até 1.500 mg/d a depender do paciente), imunossupressores como azatioprina, ciclosporina, metotrexato e corticoterapia (prednisona 15-20 mg de forma geral, também a ser individualizado). Além disso, é importante evitar medicações contraindicadas na miastenis gravis. A lista está disponível no site www.miastenia.com.br;

Trauma raquimedular: causa importante de paralisia flácida, será abordado no capítulo de Trauma.

Morte encefálica (ME)

Diante de um paciente com lesão neurológica grave e permanente, em coma não perceptivo, que apresente ausência de reatividade supraespinhal e apneia persistente, a hipótese de morte encefálica deve ser levantada e se apresentar pré-requisitos, o protocolo deve ser aberto e realizado por dois médicos habilitados. O protocolo é realizado através de dois exames clínicos com intervalo de pelo menos uma hora entre eles, mais um exame de imagem compatível, que pode ser eletroencefalograma, angiografia ou doppler cerebral. Somente após a conclusão destas etapas poderá ser dado o diagnóstico de morte encefálica e abordagem de possível de doação de órgãos (Figura 9.1 e 9.2). O paciente em protocolo de ME deve ser tratado como um potencial doador e seus cuidados estão descritos na Figura 9.3.

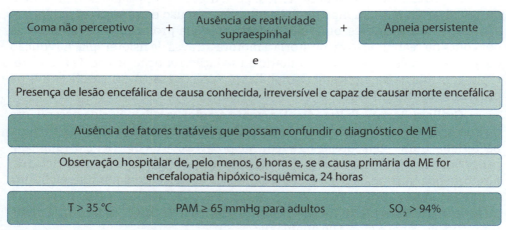

Figura 9.1. Pré-requisitos para abertura de protocolo de ME - Secretaria de Estado da Saúde do Paraná – Manual para notificação, diagnóstico de morte encefálica e manutenção do potencial doador de órgãos e tecidos – Curitiba: SESA/SGS/CET, 2023.

Emergências neurológicas

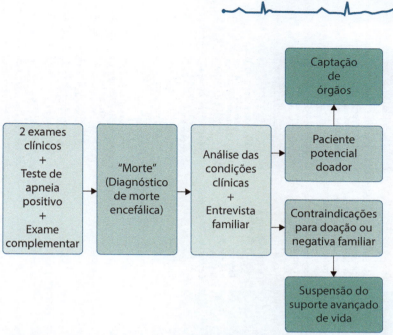

Figura 9.2. Fluxograma da conduta após diagnóstico de morte encefálica - Secretaria de Estado da Saúde do Paraná –Manual para notificação, diagnóstico de morte encefálica e manutenção do potencial doador de órgãos e tecidos – Curitiba: SESA/SGS/CET, 2023.

MANEJO DO POTENCIAL DOADOR DE ÓRGÃOS

HEMODINÂMICO	VENTILATÓRIO	ENDÓCRINO/METABÓLICO	TRANSFUSÃO	INFECÇÃO	ÓRGÃOS ESPECÍFICOS
Puncionar pressão invasiva e acesso central • Hipertensão (PAS>180, PAD>120 ou PAM >95mmHg por 30min ou lesão órgão-alvo): utilizar nitroprussiato ou esmolol • Hipotensão (PAS< 90 ou PAM < 65mmHg): - SF0,9% e/ou Ringer 30ml/Kg bolus 30-60 min - não responsivo a volume: iniciar vasopressor: noradrenalina como primeira escolha - Para todos os pacientes com vasopressor, associar vasopressina (0,01 a 0,04 U/h) • Se bradicardia, considerar dopamina • Dobutamina pode ser associada caso exista aumento do lactato ou hipoperfusão Metas: -PAM>65mmHg, -SvO₂>70%, diurese>0,5 ml/Kg/h -Clareamento de Lactato >10% em 4 h Arritmias: conforme ACLS PCR: conforme ACLS	• VCV ou PCV VC: 6 ml/Kg PO₂ > 90 mmHg PCO₂ 35-45 mmHg PPLATÔ < 30 cmH₂O PEEP 8-10 cmH₂O	• Manter dieta enteral ou parenteral para atingir 15-30% calorias/dia • Suspender dieta se paciente muito instável • Glicemia: mínimo: 6/6h. Se insulina bomba: 2/2h • iniciar insulina se glicemia >180mg/dL • Diabetes insipidus: - Desmopressina 1-2mcg EV em bolus ou 2 puffs intranasal ou sublingual de 4/4h - Vasopressina é a 2ª opção Meta: -Diurese: 0,5- 4ml/Kg/h ou <300ml/h -Na+: 130-150 mEq/l. Se hipernatremia, SG5% e se instável, prescrever cristaloides. -pH >7,2 -Se em uso de DVA, prescrever **hidrocortisona** 100mg de 8/8h.	• Hemácias: estáveis: se Hb<7 g/dl instáveis: se Hb<10 g/dl • Plaquetas: < 100.000 mm³ e sangramento ativo < 50.000 mm³ no pré-operatório • Plasma: RNI >1,5X + alto risco sangramento, pré-operatório ou sangramento ativo • Crioprecipitado: se fibrinogênio<100 mg/ml	Não contraindica doação! • se infecção em tratamento com boa resposta ou infecção tratada: pode doar • se infecção não-controlada: contraindicar • se suspeita infecção: tratar Coletar culturas se suspeita de infecção Todos os casos de infecção devem ser avaliados pela equipe da Central de Transplantes	• Rim: -Manter estabilidade hemodinâmica, diurese >1 ml/Kg/h -Manter o paciente normovolêmico. -Dosar creatinina a cada 24h. -Não contraindicar doação por valor isolado de creatinina. -Avaliar caso a caso. • Fígado: -Sódio, potássio e glicemia cada 6h. -TGP/TGO/bilirrubinas e TAP a cada 24h -Manter sódio sérico<160 mEq/l. -Não contraindicar em Hepatite B/C (órgãos expandidos) • Coração: -Idealmente realizar ECG, ecocardiograma e dosar enzimas cardíacas. -Pacientes acima de 45 anos, necessitam de cateterismo cardíaco. • Pulmão: - oxímetro contínuo. - gasometria arterial 6/6h. - Rx cada 24 horas. - SatO₂>95%, pO₂>90mmHg. -aspiração vias aéreas -cabeceira 30°, pressão de *cuff* de 20-30cmH₂O

Figura 9.3. Manejo do potencial doador - Secretaria de Estado da Saúde do Paraná –Manual para notificação, diagnóstico de morte encefálica e manutenção do potencial doador de órgãos e tecidos – Curitiba: SESA/SGS/CET, 2023.

Referências

1. Franz J Wippold II FJ, AW Mark, Kaniecki RG. UPTODATE: Evaluation of headache in adults. Literature review current through: Mar 2024. This topic last updated: Mar 31, 2023.
2. Powers WJ, Derdeyn CP, Biller J, Coffey CS, Hoh BL, et al. Guidelines for the early management of patients with acute ischemic stroke regarding endovascular treatment: a guideline for healthcare professionals from the American Heart Association/American Stroke Association. Stroke. 2019 Oct;46(10):3020-35.
3. Oliveira-Filho J, Samuels OB. UPTODATE: Approach to reperfusion therapy for acute ischemic stroke. Literature review current through: Mar 2024. This topic last updated: Oct 17, 2023.
4. Nogueira RG, Jadhav AP, Haussen DC, Bonafe A, Budzik RF, et al.; DAWN Trial Investigators. Thrombectomy 6 to 24 Hours after Stroke with a Mismatch between Deficit and Infarct. N Engl J Med 2018; 378:11-21 DOI: 10.1056/NEJMoa1706442.
5. Albers AW, Marks MP, Kemp S, Christensen S, Tsai JP, et al.; DEFUSE 3 Investigators. Thrombectomy for Stroke at 6 to 16 Hours with Selection by Perfusion Imaging. February 22, 2018 N Engl J Med 2018; 378:708-718 DOI: 10.1056/NEJMoa1713973.
6. Hoh BL, et al. 2023 Guideline for the Management of Patients With Aneurysmal Subarachnoid Hemorrhage: A Guideline From the American Heart Association/American Stroke Association. Stroke. 2023;54:e314–e370. DOI: 10.1161/STR.0000000000000436.
7. Greenberg SM, Ziai WC, Cordonnier C, Dowlatshahi D, Francis B, et al. 2022 Guideline for the Management of Patients With Spontaneous Intracerebral Hemorrhage: A Guideline From the American Heart Association/American Stroke Association. Stroke. 2022 Jul;53(7):e282-e361. doi: 10.1161/STR.0000000000000407. Epub 2022 May 17. PMID: 35579034.
8. Drislane FW. UPTODATE: Convulsive status epilepticus in adults: Management. This topic last updated: Mar 10, 2022.
9. Guimarães HP, Assunção MSC, Carvalho FB, Japiassú AM, Veras KN, Nácul FE, et al. Manual de Medicina Intensiva – AMIB. São Paulo, Rio de Janeiro: Atheneu, 2015
10. Diretrizes brasileiras para o manejo de potenciais doadores de órgãos em morte encefálica. Uma força-tarefa composta por Associação de Medicina Intensiva Brasileira, Associação Brasileira de Transplantes de Órgãos, Brazilian Research in Critical Care Network e Coordenação Geral do Sistema Nacional de Transplantes 33. Jan-Mar 2021; Disponível em: https://doi.org/10.5935/0103-507X.20210001.
11. Secretaria de Estado da Saúde do Paraná. Manual para Notificação, Diagnóstico de Morte Encefálica e Manutenção do Potencial Doador de Órgãos e Tecidos – Secretaria de Estado da Saúde do Paraná. 4.ed. Curitiba: SESA/DGS/CSET, 2023. Disponível em: https://www.documentador.pr.gov.br/documentador/pub.do?action=d&uuid=@gtf-escriba-sesa@db125cd0-adb3-49ed-a788-0dfa-9b1eea00 . Acesso em: 15 jul. 2024.

Infecção e inflamação 10

Glória Maria Goetten de Lima
Daniele Dietrich Moura Costa

Infecção e inflamação

A inflamação é uma reação celular, imune e metabólica à lesão tecidual ou infecção, representando uma resposta vascular normal de defesa do tecido conjuntivo para abolir a causa da injúria e remover células mortas ou comprometidas. A resposta inflamatória tem um papel importante na defesa do organismo e é a primeira linha de defesa que protege o hospedeiro contra a contaminação microbiana e lesão tecidual, visando restaurar a homeostasia e integridade do tecido. Apesar de a resposta inflamatória ser essencial e inicialmente benéfica para o hospedeiro, uma resposta desenvolvida inadequadamente pode, muitas vezes, ser prejudicial.

Um dos maiores estimuladores da inflamação é a infecção, que pode ser causada por uma série de microrganismos patogênicos como vírus, bactérias e fungos. Além disso, a inflamação também pode ser desencadeada por uma variedade de estímulos estéreis ou não infecciosos, como produtos químicos, toxinas, isquemia e reperfusão, trauma, corpos estranhos, entre outros, sendo que estes podem ser classificados como agentes irritantes, injuriosos ou antigênicos.

Marcadores de resposta inflamatória

Os marcadores de resposta inflamatória são de grande valia na prática clínica, pois refletem a presença e a intensidade da inflamação. Uma grande limitação em seu uso, porém, é o fato de serem inespecíficos, sendo incapazes de definir a presença de uma doença específica ou de distinguir quadros infecciosos de quadros inflamatórios não infecciosos, como no caso de doenças inflamatórias crônicas. Os principais marcadores inflamatórios utilizados na prática clínica são a Proteína C Reativa sérica (PCR), velocidade de hemossedimentação (VHS) e procalcitonina (PCT).

Velocidade de hemossedimentação

A VHS é um teste simples e de baixo custo que pode ser definido como a taxa em que os eritrócitos se precipitam no período de uma hora, sendo expressa em mm/h. Com isso, avalia de forma indireta a quantidade de proteínas dispersas no plasma, sendo que o aumento destas é sugestivo de processo infeccioso. Seus resultados podem ser afetados por diversos fatores, produzindo tanto resultados falso-positivos quanto falso-negativos. Valores acima de 100 mm/h são considerados muito elevados e podem levantar suspeitas de infecções e malignidade. Outras condições não inflamatórias, como anemia e doença renal crônica, também podem elevar a VHS. Possui baixa especificidade e sensibilidade

Proteína C reativa

A PCR, reconhecida como um reagente de fase aguda, é uma proteína produzida nos hepatócitos em resposta ao estímulo inflamatório da IL-6. Na presença de inflamação, demora cerca de 6 a 8 horas para se elevar e apresenta pico sérico entre 36 e 50 horas - tempo superior quando comparada à PCT. As principais ações da PCR são ativação da via do complemento, efeito anti-inflamatório pela tentativa de inibição da ativação de neutrófilo e efeitos na cascata de coagulação e redução da fibrinólise. Também é amplamente disponível no mercado e de baixo custo, sendo seu uso em ambiente hospitalar bastante prevalente. Possui baixa especificidade e reflete única e exclusivamente processo inflamatório, não agregando informações se é um processo agudo ou crônico, nem se é doença infecciosa ou não infecciosa. Uma única medida de PCR não basta - o *follow up* dos valores de PCR mostra-se mais útil do que a medida inicial única, podendo predizer evolução do processo inflamatório. Valores acima de 1 mg/dL ou 10 mg/L sugerem inflamação presente.

Procalcitonina

A PCT, também reconhecida como um reagente de fase aguda, é um peptídeo precursor da calcitonina, sendo liberado pelas células parenquimatosas em resposta às toxinas bacterianas e à liberação de citocinas inflamatórias, como IL-6 e TNF alfa. Seus valores permanecem normais em infecções virais e também não costumam se elevar de forma importante na presença de inflamação de causa não infecciosa, o que torna a PCT relevante no contexto de infecções bacterianas. A especificidade e a sensibilidade da PCT em predizer processo infeccioso diante de processo inflamatório são, ambas, em torno de 70%. A PCT aumenta nas primeiras 2 a 4 horas do início do processo inflamatório com pico em 8 a 24 horas e persiste elevada até cessar a inflamação, com redução em cerca de 50% em 24h em seus níveis após início da terapia antimicrobiana adequada. A PCT parece ter relevância clínica em valores na faixa de 0,1 a 0,5 ng/mL. Níveis abaixo de 0,1 ng/mL têm sido associados com alto valor preditivo negativo (96,3%) na exclusão de infecções bacterianas.

Sepse

A sepse consiste na disfunção orgânica ameaçadora à vida, causada por uma resposta desregulada do hospedeiro frente a uma infecção. Sepse e choque séptico são importantes problemas de saúde, afetando milhões de pessoas em todo o mundo a cada ano. A sepse consiste na principal causa de morte não cardiológica nas unidades de terapia intensiva e, no Brasil, a ocorrência é de aproximadamente 200 mil casos anualmente, tendo uma mortalidade de 35 a 45% para sepse e 52 a 65% para choque séptico. O choque séptico é clinicamente definido por sepse associada a hipotensão persistente e com necessidade de vasopressores para manutenção de uma pressão arterial média (PAM) maior ou igual a 65 mmHg, além de níveis de lactato sérico acima de 2 mmol/L, a despeito de uma ressuscitação volêmica adequada.

A fisiopatologia da sepse é complexa, multifatorial e envolve fatores relacionados ao perfil do agente agressor e características ligadas ao hospedeiro. A cascata de eventos que se sucede à resposta do hospedeiro envolve uma série de fenômenos inflamatórios, com ativação de citocinas, produção de óxido nítrico, espécies reativas de oxigênio e moléculas de adesão ao endotélio, que culminam em alterações macro e micro-hemodinâmicas e celulares. Esses fenômenos contribuem para a redução da oferta tecidual de oxigênio, desequilíbrio entre oferta e consumo, aumento do metabolismo anaeróbio e hiperlactatemia, culminando em disfunção orgânica e, em seu pior cenário, evolução para disfunção múltipla de órgãos e sistemas e óbito. A sepse pode estar relacionada a qualquer foco infeccioso, o qual tem íntima relação com a gravidade do processo. Tanto infecções de origem comunitária, quanto as associadas à assistência à saúde podem evoluir para quadro séptico. A sepse é uma emergência médica e a identificação precoce e o tratamento adequado nas horas iniciais após o seu desenvolvimento melhoram resultados e permanecem como um dos principais pilares no manejo dos pacientes, com o objetivo de interferir e reverter a cascata de eventos que resulta na disfunção orgânica.

Os guidelines da *Surviving Sepsis Campaign* (SSC) fornecem orientações para o médico que cuida de pacientes adultos com sepse ou choque séptico. Sua última versão, publicada em 2021, fornece uma série de recomendações de triagem, manejo e seguimento destes pacientes. Algumas destas recomendações encontram-se sintetizadas na Tabela 10.1.

Tabela 10.1. Principais recomendações da SSC – 2021

Pacote da primeira hora (One hour bundle)	
Dosagem de lactato	■ Coleta e resultado em até 1h ■ Segunda dosagem entre 2-4h do início da ressuscitação volêmica ■ Uso do tempo de enchimento capilar de forma adjuvante
Coleta de hemoculturas	■ Antes da introdução do antibiótico de amplo espectro ■ Sua coleta não deve atrasar o início da antibioticoterapia
Antibioticoterapia	■ Realização o mais rápido possível ■ O amplo espectro deve ser empregado até a identificação do agente e ajuste para a melhor opção terapêutica identificada
Reposição volêmica precoce	■ 30 mL/kg de cristaloides em caso de hipotensão ou lactato ≥ 4 mmol/L ■ Reavaliação contínua da resposta ao tratamento a partir de medidas dinâmicas de avaliação da resposta aos fluidos
Uso de vasopressores	■ Início imediato caso seja identificada hipotensão persistente à reposição volêmica, objetivando uma PAM ≥ 65 mmHg ■ Norepinefrina como vasopressor de primeira linha. Nos casos refratários, sugere-se adicionar vasopressina (ponto de corte 0,25 e 0,50mcg/kg/min de norepinefrina)
Intervenções adicionais	

■ Obtenção de pareceres conforme indicado para abordar a origem da infecção (por exemplo, cirurgia para peritonite ou infecção necrotizante de tecidos moles, radiologia intervencionista para drenagem de colecistite/colangite ou cálculo renal obstrutivo);

■ Transfusão de concentrado de hemácias para atingir Hb >7g/dL;

■ Se houver suspeita de insuficiência adrenal ou choque refratário (por exemplo, múltiplos vasopressores em altas doses são necessários), administre um glicocorticoide em dose de estresse (por exemplo, hidrocortisona 100 mg IV q8h);

■ Fornece analgesia e sedação adequadas.

Infecções comunitárias

Infecções comunitárias são aquelas constatadas ou em incubação no ato de admissão do paciente, desde que não relacionada com internação anterior no mesmo hospital. Estão associadas com complicação ou extensão da infecção já presente na admissão, a menos que haja troca de microrganismos com sinais ou sintomas fortemente sugestivos da aquisição de nova infecção.

Tabela 10.2. Principais infecções comunitárias, diagnóstico e manejo

Sítio suspeito	Principais infecções com internação em UTI	Sinais e sintomas	Principais agentes envolvidos	Avaliação microbiológica inicial	Abordagem terapêutica
Vias aéreas	Pneumonia bacteriana	Febre alta de início súbito; Calafrios; Dor torácica pleurítica; Tosse com expectoração purulenta; Dispneia. Se instalação insidiosa associada a sintomas gripais: pensar em agentes atípicos.	*Streptococcus pneumoniae Haemophilus influenzae* Gram-negativos aeróbicos Micoplasma e Moraxella Outros: Chlamydia, vírus respiratórios, Legionella (infrequente no Brasil e na América Latina)	Escarro, teste rápido de influenza, teste rápido de Covid-19, painel viral cultura de lavado broncoalveolar ou aspirado traqueal (se paciente intubado).	Realizar cobertura para germes atípicos e pneumococo; Cobertura para MRSA ou *Pseudomonas aeruginosa* em pacientes que tenham história prévia de infecção do trato respiratório inferior por essas bactérias ou em pacientes que tenham sido hospitalizados ou que tenham recebido antibioticoterapia parenteral nos últimos 90 dias. **ATB sugerido:** Ceftriaxona 2g/dia + Azitromicina 500mg/dia. - Se cobertura para *Pseudomonas*: Levofloxacino 750mg/dia **ou** Cefepime 2g 8/8h - Se cobertura para MRSA: Linezolida 600 mg 12/12h ou Vancomicina (Ataque – 30 mg/kg / Manutenção – 15 mg/kg 12/12h)

Continua

Sítio suspeito	Principais infecções com internação em UTI	Sinais e sintomas	Principais agentes envolvidos	Avaliação microbiológica inicial	Abordagem terapêutica
Vias aéreas	Pneumonia viral	Febre, fadiga, prostração, tosse seca, rinorreia, cefaleia, mialgia. Podem evoluir para síndrome do desconforto respiratório agudo (SDRA), caracterizada por edema pulmonar inflamatório não cardiogênico e hipoxemia grave (com relação $PaO_2/FiO_2 \leq 300$).	SARS-Cov-2 Influenza VSR	Painel viral	Tratamento suportivo associado a antiviral específico a depender da etiologia.
	Pneumonia fúngica	Febre, tosse não produtiva, dor pleurítica, dispneia progressiva, hemoptise, hipersensibilidade ou reações alérgicas. Histórico compatível com situações endêmicas para cada tipo de fungo em pacientes imunocomprometidos.	*Histoplasma capsulatum Coccidioides immitis Paracoccidioides brasiliensis Aspergillus Blastomyces dermatitidis Sporothrix schenckii Cryptococcus neoformans.*	Microscopia e cultura de escarro; Investigar imunodepressão.	Tratamento envolve o uso de medicamentos antifúngicos, como itraconazol, fluconazol ou anfotericina B, prescritos com base no tipo específico de fungo causador e na gravidade da infecção.

Continua

Sítio suspeito	Principais infecções com internação em UTI	Sinais e sintomas	Principais agentes envolvidos	Avaliação microbiológica inicial	Abordagem terapêutica
Vias aéreas	Pneumonia broncoaspirativa	Sintomas de pneumonia que se desenvolvem após horas ou alguns dias depois do evento sentinela.	Inicialmente, sem germes; Tardiamente: *Pseudomonas aeruginosa* Enterobactérias *Staphylococcus aureus* *S. pneumoniae*	Coletar aspirado traqueal se o paciente estiver intubado; Culturas quantitativas de lavado broncoalveolar podem ajudar a distinguir pneumonia bacteriana de pneumonia não-infeciosa (pneumonite química ou aspiração branda de secreção).	Após pneumonite aspirativa química, não se recomenda o tratamento com antimicrobianos - oferecer suporte clínico e aguardar de 24 a 48h. Caso sintomas persistam ou piorem, tratar como pneumonia aspirativa; Adequar cobertura se evento comunitário ou nosocomial; Cobertura para germes anaeróbios apenas em pacientes de alto risco para infecção anaeróbia (doença periodontal grave; pneumonia necrosante; ou abscesso pulmonar). **ATB sugerido:** Ceftriaxona 2 g/dia + Metronidazol 1,5 g/24h **ou** Ampicilina/Sulbactam 3 g 6/6h - Se nosocomial: Piperacilina/Tazobactam 4,5 g 6/6h
Trato urinário	Cistite	Disúria, polaciúria, urgência miccional, noctúria, dor ou desconforto suprapúbico, urina turva e hematúria macroscópica.	*Escherichia coli* *Klebsiella pneumoniae* *Proteus* spp *Staphylococcus saprophyticus*	Avaliar coleta de urocultura no caso de pacientes crônicos com múltiplas passagens por serviços de saúde ou uso prévio de antimicrobianos.	Tratamento com cefalosporinas de terceira geração oferece boa cobertura para os principais patógenos. **ATB sugerido:** Ceftriaxona 2 g/24h
	Pielonefrite	Febre, calafrios, lombalgia, queda do estado geral, náuseas e vômitos. Os homens podem apresentar prostatite e dor pélvica ou perineal associada.	*Escherichia coli* *Klebsiella pneumoniae* *P. aeruginosa* *Proteus* spp *Enterococcus* spp Pode ser polimicrobiana.	Coleta de hemoculturas e urocultura.	Antibioticoterapia de amplo espectro conforme protocolo local e ajuste conforme resultado de culturas; Realizar exame de imagem para identificação e diagnóstico de possíveis complicações. **ATB sugerido:** Ceftriaxona 2 g/dia - Se fator de risco para MDR: Amicacina 15 mg/kg/24h

Continua

Sítio suspeito	Principais infecções com internação em UTI	Sinais e sintomas	Principais agentes envolvidos	Avaliação microbiológica inicial	Abordagem terapêutica
SNC	Meningites e encefalites	Febre; Alteração do nível de consciência; Cefaleia; Náuseas e vômitos; Convulsões; Alterações de comportamento (se encefalite); Sinais de irritação meníngea.	Adolescentes e adultos: *Neisseria meningitidis* *S. pneumoniae* Em idosos: *Neisseria meningitidis* *S. pneumoniae* *Listeria monocytogenes*	LCR (líquido cefalorraquidiano): Coloração de gram, cultura e rotina (glicose, proteínas, e contagem celular diferencial); Realizar TC de crânio se sinais de HIC (papiledema, alterações focais, hiperreflexia, Babinski presente, alterações pupilares, glasgow < 10).	Iniciar antibioticoterapia rapidamente; Benzodiazepínicos se convulsões Corticoterapia se infecção por *Haemophilus* ou meningococo - dexametasona 0,15 mg/kg EV de 6/6h por 48 horas **ATB sugerido:** Ceftriaxona 2g/dia; - Se fator de risco para *Listeria*: Associar Ampicilina 2g de 4/4 horas
	Encefalite herpética	Rápido início de febre, dor de cabeça, convulsões, sinais neurológicos focais e alteração de nível de consciência.	HSV-1	LCR: Coloração de gram, cultura e rotina do LCR; PCR para HSV-1 no LCR RM de crânio pode se apresentar com hipersinal na sequência T2 no lobo temporal mesial, região insular e orbitofrontal; EEG.	Aciclovir 10mg/kg EV de 8/8 horas, por 14-21 dias; Realizar infusão lenta, em pelo menos duas horas, diluído em uma proporção de 500 mg em 100 ml ou 1g em 200 ml de SG 5% ou SF 0,9%, a fim de evitar injúria renal aguda.
Gastro-intestinal	Gastroentero-colite aguda	Febre, prostração, inapetência, náuseas, vômitos, dor abdominal e diarreia com duração de até 2 semanas.	Vírus entéricos (norovírus, sapovírus, rota-vírus, astrovírus); Pode também ter como etiologia bactérias ou suas toxinas, protozoários e medicamentos. *Campylobacter*, *Salmonella* não tifoide, *Shigella*, *E. coli*	Enviar fezes para cultura, pesquisa de leucócitos fecais, pesquisa de toxina de *C. difficile*; Exame parasitológico de fezes se diarreia há mais de 10 dias, viagens recentes para regiões endêmicas	Tratamento de suporte; Considerar antibioticoterapia empírica na suspeita de infecção bacteriana (febre alta, disenteria, duração > 1 semana). Também prescrita empiricamente nos quadros graves, quando há sangue nas fezes, em idosos e imunodeprimidos. **ATB sugerido:** Ciprofloxacino 500 mg 12/12h

Continua

Sítio suspeito	Principais infecções com internação em UTI	Sinais e sintomas	Principais agentes envolvidos	Avaliação microbiológica inicial	Abordagem terapêutica
Gastro-intestinal	Abdome agudo	Febre, queda do estado geral; Taquicardia, taquipneia; Sintomas de disfunção gastrointestinal (anorexia, náuseas/vômitos, distensão abdominal, constipação); Dor abdominal de evolução aguda; Rigidez e defesa abdominal, descompressão dolorosa localizada ou generalizada; Massa abdominal.	Infecções muitas vezes polimicrobianas; Muitos dos patógenos são relacionados à flora endógena do paciente (oportunistas).	Coleta de hemoculturas e cultura de material cirúrgico durante abordagem.	Foco terapêutico envolve o controle direto do foco de infecção: drenagem e/ou correção do fator predisponente, sendo a antibioticoterapia adjuvante na terapia. **ATB sugerido:** Ceftriaxona 2 g/24h + Metronidazol 1,5 g/24h **ou** Piperacilina/Tazobactam 4,5 g 6/6h
Pele e partes moles	Erisipela e celulite	Lesão aguda/subaguda em pele; Dor, edema e eritema em local da lesão; Pode haver febre, calafrios e queda do estado geral.	*Streptococcus* do grupo A *S.aureus* *Enterococcus* Enterobactérias e anaeróbios	Diagnósticos clínicos, não sendo necessárias culturas, punções ou aspirados. A positividade de hemoculturas não chega a 5% dos casos.	**ATB sugerido:** Cefazolina 2 g 8/8h **ou** Oxacilina 2 g 4/4h - Se sepse, cobertura para MRSA com Vancomicina ou Linezolida

Continua

Sítio suspeito	Principais infecções com internação em UTI	Sinais e sintomas	Principais agentes envolvidos	Avaliação microbiológica inicial	Abordagem terapêutica
Pele e partes moles	Fasciíte necrosante	Área eritematosa, dolorosa e localizada inicial, com aumento progressivo, edema tecidual, cianose local e formação de bolhas. A área envolvida torna-se rapidamente demarcada, circundada por borda eritematosa e recoberta por tecido necrótico, com destruição do tecido subcutâneo subjacente e trombose dos vasos nutrientes, causando necrose das fibras nervosas.	*Streptococcus* do grupo A *S.aureus Enterococcus* Enterobactérias e anaeróbios	Coleta de hemoculturas e cultura de tecidos profundos durante debridamento cirúrgico.	O tratamento bem-sucedido envolve diagnóstico precoce, debridamento cirúrgico radical de todo o tecido necrótico, antibioticoterapia parenteral de amplo espectro e medidas gerais de suporte agressivas. **ATB sugerido:** Cefazolina 2 g 8/8h + Clindamicina 900 mg 8/8h - Se sepse, cobertura para MRSA com Vancomicina ou Linezolida

Infecções relacionadas à assistência à saúde

Infecção Relacionada à Assistência à Saúde (IRAS) é qualquer infecção adquirida após a admissão do paciente no hospital. As IRAS também podem se manifestar durante a internação ou após a alta, desde que estejam relacionadas com a internação ou com os procedimentos realizados durante a internação.

Tabela 10.3. Principais infecções relacionadas à assistência, patógenos envolvidos e fatores de risco

Infecção	Definição	Sinais e sintomas associados	Principais agentes envolvidos	Abordagem terapêutica
Infecção de trato urinário relacionada a cateter vesical de demora (CVD)	Qualquer infecção sintomática de trato urinário em paciente em uso de cateter vesical de demora instalado por um período maior que dois dias e que na data da infecção o paciente estava com o cateter instalado ou havia sido removido no dia anterior.	Febre sem outro foco; Urgência; Frequência; Disúria; Dor suprapúbica ou lombar; Esterase leucocitária ou nitrito na análise da urina.	*Escherichia coli* *Enterobacter spp* *Proteus* spp *Pseudomonas aeruginosa* *Klebsiella pneumoniae* *Enterococcus* spp Outros	Terapia antimicrobiana inicial conforme protocolo e epidemiologia local; Tratamento guiado por urocultura, caso positiva e não sugestiva de contaminação; Remoção do CVD, considerar cateterismo vesical intermitente; Se necessário manter o CVD, substituição.
Pneumonia associada a Ventilação Mecânica (VM)	Pneumonia em paciente em uso de VM por um período maior que dois dias consecutivos e que na data da infecção o paciente estava em VM ou a VM havia sido removida no dia anterior.	Piora radiológica; Febre sem outro foco; Leucopenia ou leucocitose; Surgimento de secreção purulenta, mudança das características da secreção, aumento da secreção ou aumento da necessidade de aspiração; piora da troca gasosa (piora da relação PaO_2/FiO_2, aumento da necessidade de oxigênio ou aumento dos parâmetros ventilatórios); Clinical Pulmonary Infection Score (CPIS) > 6.	- Precoce (≤ 4 dias de VM): *S. pneumoniae* *H. influenzae* - Tardia (> 4 dias de VM): *S. aureus* *P. aeruginosa* *Acinetobacter spp.* *Enterobacter spp.* *K. pneumoniae*	Antimicrobianos conforme protocolo e epidemiologia local; Tratamento guiado por cultura de aspirado traqueal ou de lavado broncoalveolar, caso positiva; Reforçar ações de prevenção de PAV; Avaliar possíveis complicações e necessidade de drenagem.

Infecção	Definição	Sinais e sintomas associados	Principais agentes envolvidos	Abordagem terapêutica
Infecção de sítio cirúrgico	Infecções relacionadas a procedimentos cirúrgicos, com ou sem colocação de implantes, em pacientes internados ou ambulatoriais.	Drenagem purulenta pela incisão; Incisão com deiscência espontânea; Dor; Aumento da sensibilidade local; Edema local; Hiperemia ou calor localizado.	*S. aureus* *Staphylococcus* coagulase negativo *Enterococcus* spp *E. coli* *Bacteroides fragilis*	Antimicrobianos conforme protocolo e epidemiologia local; Tratamento guiado por cultura de sítio cirúrgico, caso positiva; Drenagem de abscessos e coleções localizadas, quando presentes; Avaliar possibilidade de remoção de próteses e implantes.
Infecção de corrente sanguínea relacionada a cateter venoso central (CVC)	Infecção primária da corrente sanguínea confirmada laboratorialmente em paciente em uso de cateter central por um período maior que dois dias consecutivos e que na data da infecção o paciente estava em uso do dispositivo ou este havia sido removido no dia anterior.	Febre sem outro foco; Tremores; Hipotensão.	*Staphylococcus* coagulase negativo *S. aureus* *Enterococcus* spp. Bacilos gram-negativos *Candida* spp.	Antimicrobianos conforme protocolo e epidemiologia local; Tratamento guiado por hemoculturas, caso positivas e não sugestivas de contaminação; Remoção ou troca do dispositivo.

Continua

Infecção	Definição	Sinais e sintomas associados	Principais agentes envolvidos	Abordagem terapêutica
Infecção por *Clostridioides difficile*	Doença resultante da infecção da superfície interna do cólon pelo *C. difficile*, sendo confirmada laboratorialmente pela testagem de GDH e pesquisa de toxinas A e B nas fezes.	Presença de pelo menos 3 evacuações líquidas em 24 horas de início agudo e sem outra explicação; Dor abdominal em cólica; Febre; Leucocitose; Injúria renal aguda.	*C. difficile*	Isolamento de pacientes com ICD confirmada ou suspeita (precaução de contato), higienização das mãos antes e depois do contato com esses pacientes (uso de água e sabão); Tratamento antimicrobiano adequado - Vancomicina enteral (casos não graves, graves ou fulminantes) ou Metronidazol (apenas em casos não graves); Considerar colectomia total nos pacientes com quadros fulminantes não-respondedores à terapia medicamentosa.

Infecções no paciente imunocomprometido

As infecções têm sido reconhecidas como as principais causas de morbidade e mortalidade entre pacientes imunocomprometidos. Devido a alterações importantes nos seus mecanismos de defesa, estes pacientes apresentam diminuição da resposta imunitária e maior susceptibilidade a infecções por germes oportunistas.

Tabela 10.4. Principais infecções encontradas em pacientes imunodeprimidos

Infecção	Definição e diagnóstico	Sinais e sintomas associados	Abordagem terapêutica
Pneumocistose	Doença causada pelo fungo *Pneumocystis jirovecii*; Principal doença oportunística em pacientes com HIV quando CD4 < 200; Diagnóstico definitivo - PCR em escarro ou LBA. Achados de exames de imagem: RX: infiltrado pulmonar difuso, perihilar, bilateral; TC de tórax: atenuação em vidro fosco irregular ou nodular.	Quadro clínico arrastado, insidioso, de dias a semanas, composto por tosse seca, dispneia e febre.	*Se possibilidade de tratamento via oral:* Sulfametoxazol-Trimetoprim (SMX-TMP) 800/160 mg – 2 cps 8/8h por 21 dias *Se impossibilidade de tratamento via oral:* SMX-TMP 15-20 mg/kg/dia de TMP divididos a cada 6-8h por 21 dias. Trocar para VO assim que possível. Em ambos os casos: Prednisona 15-30 min antes de iniciar a terapia – 40 mg 12/12h por dias, seguidos de 40 mg/dia por 5 dias, seguidos de 20 mg/dia por 11 dias.
Tuberculose	Doença infecciosa causada por bactérias do complexo *Mycobacterium tuberculosis* que pode acometer vários órgãos. O diagnóstico se dá pela clínica, exame de imagem e exame de escarro (BAAR, cultura ou teste rápido).	**Doença pulmonar:** tosse persistente (> 15 dias) seca ou produtiva, febre vespertina, sudorese noturna e perda ponderal. **Tuberculose meningoencefálica:** cefaleia holocraniana, irritabilidade, alterações de comportamento, sonolência, anorexia, vômitos, dor abdominal, febre, fotofobia e rigidez de nuca. Pode haver déficits neurológicos focais ou hipertensão intracraniana; **Tuberculose pericárdica:** dor torácica, tosse seca, dispneia, febre, perda ponderal, astenia, tonteira, edema de membros inferiores, dor em hipocôndrio direito por congestão hepática e ascite; **Tuberculose óssea:** dor mais frequente na coluna vertebral, articulações coxofemorais e joelhos.	RIPE (Rifampcina + Isoniazida + Pirazinamida + Etambutol) - 2 meses Dose: < 50 kg: 3 cp VO 24/24h 51-70 kg: 4 comprimidos VO 24/24h > 70 kg: 5 cps VO 24/24h - Se TB pulmonar: RI por mais 6-9 meses - Se TB com envolvimento SNC ou osteoarticular: RI por 9 a 12 meses Associar dexametasona 0,3 mg/kg/ dia por 2-4 semanas

Continua

Infecção	Definição e diagnóstico	Sinais e sintomas associados	Abordagem terapêutica
Neurotoxo-plasmose	Toxoplasmose: Infecção causada pelo protozoário *Toxoplasma gondii*, geralmente assintomática em indivíduos sadios, mas com apresentação aguda ou crônica em imunocomprometidos. O diagnóstico laboratorial se dá a partir de sorologia, histopatologia ou PCR; Na toxoplasmose cerebral, exames de imagem (TC de crânio ou RM) demonstram, tipicamente, múltiplos abscessos encefálicos, apresentando realce periférico ou anelar por meio de contraste e edema do parênquima encefálico adjacente.	Alterações de nível de consciência, déficits motores focais, ataxia, sinais de irritação meníngea.	Sulfadiazina 1.000-1.500 mg VO de 6/6 horas + Pirimetamina 200 mg VO no primeiro dia, seguidos de 50-75 mg VO 24/24h + Ácido folínico 10-25 mg VO 24/24h - Se lesão de SNC: Dexametasona 0,3 mg/kg/ dia por 2-4 semanas; - Se convulsões: adicionar anticonvulsivantes.
Neurocripto-cocose	Infecção fúngica invasiva causada por *Cryptococcus* spp. O diagnóstico se dá por detecção do fungo em LCR por coloração com tinta da China ou PCR.	Rigidez de nuca, cefaleia, náuseas e vômitos, febre, confusão mental, letargia e alterações visuais, aumento da pressão intracraniana, diminuição cognitiva, ataxia de marcha, paralisia de nervo craniano, confusão mental, convulsão, perda visual ou auditiva, coma.	**Terapia de indução:** Anfotericina B EV 3 mg/kg/dia + Flucitosina 25 mg/kg/dia - Duração: 2 semanas **Terapia de consolidação:** Fluconazol 400 mg EV ou VO 1× ao dia - Duração: mínimo 8 semanas **Terapia de manutenção:** Fluconazol 200 mg 1× dia - Duração: ao menos 1 ano *Não utilizar corticosteroides.*
Candidíase orofaríngea e esofagiana	Infecção orofaríngea, esofagiana e/ou disseminada causada por fungos pertencentes ao gênero *Candida* spp. Microscopia: raspado das lesões com coloração de Gram e preparação de KOH, com visualização de leveduras em brotamento com ou sem pseudo-hifas. Não são recomendadas culturas.	Orofaríngea: placas brancas na mucosa oral, palato, língua e/ou orofaringe ou eritema sem placas Esofagiana: odinofagia e disfagia	Fluconazol 400 mg EV de 24/24 horas, por 14-21 dias

Referências

1. Evans L, Rhodes A, Alhazzani W, Antonelli M, Coopersmith CM, French C, et al. Surviving sepsis campaign: international guidelines for management of sepsis and septic shock 2021. Intensive Care Medicine. 2021 Oct 2;47(11).

2. UpToDate [Internet].Evaluation and management of suspected sepsis and septic shock in adults. www.uptodate.com. [cited 2024 May 20]. Available from: https://www.uptodate.com/contents/evaluation-and-management-of-suspected-sepsis-and-septic-shock-in-adults?search=&source=mostViewed_widget&graphicRef=59769#H31.

3. UpToDate [Internet]. Overview of community-acquired pneumonia in adults. Up to date. www.uptodate.com. [cited 2024 May 20]. Available from: https://www.uptodate.com/contents/overview-of-community-acquired-pneumonia-in-adults?search=pneumonia%20comunit%C3%A1rio&source=search_result&selectedTitle=2%7E150&usage_type=default&display_rank=2

4. Nobre V, Borges I. Prognostic value of procalcitonin in hospitalized patients with lower respiratory tract infections. Revista Brasileira de Terapia Intensiva. 2016;

5. Cleland DA, Eranki AP. Procalcitonin [Internet]. Nih.gov. StatPearls Publishing; 2019. Available from: https://www.ncbi.nlm.nih.gov/books/NBK539794/

6. Agência Nacional de Vigilância (Anvisa). Segurança do Paciente e Qualidade em Serviços de Saúde Critérios Diagnósticos de Infecção Relacionada à Assistência à Saúde [Internet]. Available from: https://bvsms.saude.gov.br/bvs/publicacoes/criterios_diagnosticos_infeccoes_assistencia_saude.pdf. 2013

7. Sistema de Vigilância Epidemiológica das Infecções Hospitalares do Estado de São Paulo. Infecções hospitalares: definições e conceitos. 2013. Disponível em: https://www.saude.sp.gov.br/resources/cve-centro-de-vigilancia-epidemiologica/areas-de-vigilancia/infeccao-hospitalar/outros/ih13_manualsve_def_conc.pdf. Acesso em 19/05/2024.

8. Sociedade Israelita Beneficente Albert Einstein. Gastroenterocolite em adultos. 2019. Disponível em: https://medicalsuite.einstein.br/pratica-medica/Pathways/gastroenterocolite-aguda-em-adultos.pdf. Acesso em 19/05/2024.

9. Ministério da Saúde. Portaria Nº 2616, de 12 de maio de 1998. Disponível em: https://bvsms.saude.gov.br/bvs/saudelegis/gm/1998/prt2616_12_05_1998.html. Acesso em 20/05/2024.

10. Costa IMC, Cabral ALSV, Pontes SS de, Amorim JF de. Fasciíte necrosante: revisão com enfoque nos aspectos dermatológicos. An Bras Dermatol [Internet]. 2004Mar;79(2):211–24. Available from: https://doi.org/10.1590/S0365-05962004000200010

11. Akolo C, Adetifa I, Shepperd S, et al. Treatment of latent tuberculosis infection in HIV infected persons. Cochrane Database Syst. Rev., [S.l.], v. 1, p. CD000171, 2010.

12. Centers for Disease Contром and Prevention. Guidelines for prophylaxis against Pneumocystis carinii pneumonia for persons infected with human immunodeficiency virus. MMWR Morb Mortal Wkly Rep. Jun 16 1989;38 Suppl 5(Suppl 5):1-9.

13. Adult Prevention and Treatment of Opportunistic Infections Guidelines Working Group. Guidelines for Prevention and Treatment of Opportunistic Infections in HIV-Infected Adults and Adolescents [DRAFT]. June 18, 2008;1-289.

Intoxicação exógena e acidentes por animais peçonhentos

11

Glória Maria Goetten de Lima
Brena Marques Sbardelotto

Intoxicação exógena

A intoxicação exógena representa causa de atendimento comum nas urgências e emergências e, em grande parte das vezes, esses pacientes acabam tendo seu cuidado continuado dentro das Unidades de Terapia Intensiva (UTI). Em sua maioria, as intoxicações exógenas em adultos ocorrem por via oral e de forma autoprovocada. Já as intoxicações por vias dermatológicas, oculares, mucosas e inalatórias são menos comuns e geralmente ocorrem de forma acidental.

É sempre importante avaliar os pacientes vítimas de intoxicação com o objetivo de identificar o conjunto de sinais e sintomas que caracterizam a síndrome tóxica causada pela substância envolvida na intoxicação exógena, o que pode auxiliar na identificação do agente evolvido. A intoxicação concomitante por mais de uma substância é comum e, por este motivo, os pacientes podem apresentar mais de uma síndrome de forma simultânea.

A UTI no seu Bolso – Uma abordagem rápida para prática diária

Tabela 11.1. Avaliação e conduta inicial do paciente vítima de intoxicação

História clínica	Avaliar a história da exposição: Qual o agente envolvido? Qual o tempo de exposição ao tóxico? Qual a toxicidade do agente? Qual a dose da intoxicação sofrida pelo paciente? Qual a via de exposição? Há quanto tempo ocorreu a intoxicação? Qual o motivo da intoxicação?
Exame físico	■ Realizar ABCDE; ■ Atentar para frequência cardíaca, ritmo cardíaco e pressão arterial; ■ Atentar para reação pupilar, sinais localizatórios, crise convulsiva e nível de consciência; ■ Atentar para sinais autonômicos, mucosas e pele.
Avaliar possibilidade de descontaminação	**Exposição cutânea:** ■ Lavagem cutânea; ■ Avaliação com dermatologista, cirurgia geral e/ou cirurgia plástica, conforme lesão estabelecida. **Exposição ocular:** ■ Lavagem ocular; ■ Avaliação com oftalmologia, conforme lesão estabelecida e tóxico envolvido. **Exposição oral:** ■ Considerar descontaminação gástrica e/ou carvão mineral, se ingesta do tóxico há menos de 1 a 2 horas; ■ Se tóxico cáustico, não realizar descontaminação gástrica e considerar Endoscopia Digestiva Alta (EDA) precoce.

Tabela 11.2. Síndromes tóxicas

Síndrome tóxica	Quadro clínico	Agentes tóxicos
Síndrome sedativa	■ Pupilas: mióticas ■ Sinais vitais: hipotermia; bradicardia; hipotensão; bradipneia ■ Sistema nervoso central: rebaixamento do nível de consciência; coma; depressão respiratória; ■ Outros sistemas: hiporreflexia	■ Barbitúricos ■ Benzodiaepínicos ■ Anticonvulsivasntes ■ Opioides ■ Álcool

Continua

Continuação

Síndrome tóxica	Quadro clínico	Agentes tóxicos
Síndrome colinérgica	■ Pupilas: mióticas; ■ Sinais vitais: hipotermia; bradicardia; hipotensão; bradipneia ■ Sistema nervoso central: confusão mental; convulsões; coma ■ Outros sistemas: sialorreia intensa; sudorese; lacrimejamento; náusea e vômito; diarreia; broncorreia; dispneia; insuficiência respiratória; fasciculações	■ Organofosforados ■ Carbamatos ■ Nicotina
Síndrome anticolinérgica	■ Pupilas: midriáticas pouco fotorreagentes ■ Sinais vitais: hipertermia; taquicardia; hipertensão; taquipneia ■ Sistema nervoso central: ansiedade; agitação psicomotora; alucinação; delírio; convulsões; mioclonias ■ Outros sistemas: retenção urinária; redução da motilidade intestinal; mucosas secas; pele quente, seca e avermelhada	■ Atropínicos ■ Anti-histamínicos ■ Antiparkinsonianos ■ Antiespasmódicos ■ Antidepressivos tricíclicos
Síndrome simpatomimética	■ Pupilas: midriáticas ■ Sinais vitais: hipertermia; taquicardia; hipertensão; taquipneia ■ Sistema cardiovascular: dor precordial; arritmias; emergências hipertensivas; PCR ■ Sistema nervoso central: ansiedade; agitação psicomotora; alucinação; delírio; paranoia; convulsões ■ Outros sistemas: diaforese; tremores; hiperreflexia; rabdomiólise	■ Cocaína ■ Anfetaminas ■ Efedrina ■ Cafeína ■ Hormônios tireoidianos ■ Ergotamina ■ IMAO

Continua

Continuação

Síndrome tóxica	Quadro clínico	Agentes tóxicos
Síndrome extrapiramidal	■ Pupilas: midriáticas ■ Sistema nervoso central: sonolência; crise oculógira ■ Outros sistemas: tremores; hipertonia muscular; opistótono; trismo	■ Haloperidol ■ Fenotiazínicos ■ Metoclopramida ■ Bromoprida
Síndrome simpatolítica	■ Sinais vitais: bradicardia; hipotensão ■ Sistema nervoso central: rebaixamento do nível de consciência	■ Alfabloqueadores Betabloqueadores ■ Inibidores dos canais de cálcio ■ Amiodarona ■ Digitálicos ■ Carbamatos ■ Organofosforados
Acidose metabólica grave	■ Sinais vitais: taquipneia ■ Sistema cardiovascular: instabilidade hemodinâmica ■ Sistema renal: lesão renal aguda ■ Sistema respiratório: insuficiência respiratória aguda	■ Ácido Acetilsalicílico ■ Ácido valproico ■ Metformina ■ Metanol ■ Etilenoglicol ■ Acetona ■ Cianeto
Síndrome asfixiante	■ Sinais vitais: taquipneia; taquicardia; hipotensão ■ Sistema cardiovascular: edema agudo de pulmão; arritmias ■ Sistema nervoso central: confusão mental ■ Sistema respiratório: insuficiência respiratória aguda	■ Gases inalantes ■ Cianeto ■ Monóxido de carbono

Manejo inicial do paciente intoxicado

Estabilização inicial

Avalição da via aérea e da respiração:

■ Oxigênio suplementar para pacientes com SpO_2 baixa, considerando uma FiO_2 100% para pacientes vítimas de exposição a monóxido de carbono ou cianeto;

■ Intubação orotraqueal e ventilação mecânica invasiva para pacientes que não protejam a via aérea ou para pacientes com hipoventilação ou hipoxemia.

Avaliação hemodinâmica:

- Ressuscitação volêmica incialmente em casos de hipotensão. Considerar vasopressores em casos não responsivos a volume;
- Tratar arritmias malignas.

Avaliação do estado mental:

- Glicose 50% intravenosa, em caso de hipoglicemia;
- Tiamina 500 mg intravenosa de 8 em 8 horas por 3 a 5 dias, na suspeita de encefalopatia de Wernicke;
- Naloxona 0,4 a 2 mg (dose máxima de 10 mg) intravenosa até efeito desejado, na suspeita de intoxicação por opioide;
- Flumazenil 0,3 mg (dose máxima de 2 mg) intravenosa, na suspeita de intoxicação por benzodiazepínicos.

Técnicas de descontaminação

Lavagem gástrica

- Indicação:
  - Intoxicação por via oral, tendo a intoxicação ocorrido há menos de 1 hora;
  - Indicação deve ser individualizada e depende do potencial de toxicidade da substância envolvida na intoxicação.
- Contraindicações:
  - Intoxicação por cáusticos e derivados do petróleo;
  - Rebaixamento do nível de consciência e risco de broncoaspiração;
  - Risco de sangramento e perfuração do trato gastrointestinal.
- Método:
  - Passagem de sonda nasogástrica de grosso calibre;
  - Paciente posicionado em decúbito lateral esquerdo;
  - Infundir 100 a 250 mL de solução salina e deixar a mesma retornar pela sonda, repetir o procedimento até que a solução comece a retornar sem resíduos gástricos.

Carvão ativado

- Indicação:
  - Intoxicação por via oral, tendo a intoxicação ocorrido há menos de 1 a 2 horas;
  - Indicado para intoxicação por agentes de ação prolongada ou com recirculação entero-hepática, tais como fenobarbital, carbamazepina, clorpromazina e dapsona;

- Indicação deve ser individualizada e depende do potencial de toxicidade da substância envolvida na intoxicação.

- Contraindicações:
  - Intoxicação por cáusticos e solventes;
  - Rebaixamento do nível de consciência e risco de broncoaspiração;
  - Cirurgia abdominal recente ou suspeita de obstrução intestinal;
  - Intoxicação por substâncias que não são adsorvidas pelo carvão

- Método:
  - O carvão adsorve a substância tóxica, reduzindo sua absorção sistêmica;
  - Pode ser associada ou não à lavagem gástrica;
  - Pode ser ingerido por via oral ou passado por sonda nasogástrica na dose de 25 a 100 gramas (média de 1 g/kg de peso, sendo cada grama do carvão diluído em 4 a 8 mL de água ou solução salina).

Hemodiálise

- Indicação:
  - Intoxicações graves por substâncias que podem ser removidas pelo método, tais como barbitúricos, etanol, etilenoglicol, metanol, lítio, metais pesados, salicilatos, procainamida e teofilina.

Exames iniciais

- Laboratoriais: hemograma, gasometria arterial, lactato, eletrólitos; função renal; função hepática; provas de coagulação; osmolaridade sanguínea; gap osmolar; troponina. Avaliar de forma individualizada conforme status clínico e tóxico envolvido.
- Exames de imagem: radiografia de tórax; tomografia de crânio; EDA. Avaliar de forma individualizada conforme status clínico e tóxico envolvido.
- Eletrocardiograma.

Tabela 11.3. Tratamento específico do paciente intoxicado

Tóxico	Antídoto
Ácido acetilsalicílico	**Bicarbonato de sódio** - Ataque de 1 a 2 mEq/kg em *bolus*, intravenoso - Manutenção de 100 a 150 mEq + glicose 5% 1.000 mL a 250 mL/hora

Continua

Intoxicação exógena e acidentes por animais peçonhentos

Continuação

Tóxico	Antídoto
Antidepressivos tricíclicos	**Bicarbonato de sódio** ■ Ataque de 1 a 2 mEq/kg em *bolus*, intravenoso ■ Manutenção de 100 a 150 mEq + glicose 5% 1000 mL a 250 mL/hora
Benzodiazepínicos	**Flumazenil** ■ 0,3 mg em 15 segundos, intravenoso ■ Caso o paciente não desperte em até 60 segundos, doses adicionais podem ser feitas até uma dose máxima de 2 mg ■ Caso o paciente volte a ficar sonolento, é possível realizar uma infusão contínua intravenosa de 0,1 a 0,4 mg/hora
Betabloqueadores	**Glucagon** ■ Ataque de 5 mg, intravenoso ■ Manutenção de 1 a 5 mg/hora, intravenoso ■ Monitorar a glicemia e utilizar insulina, se necessário
Bloqueadores de canal de cálcio	**Gluconato de Cálcio 10%** ■ 20 mL + 100 mL soro fisiológico 0,9% gravitacional, intravenoso, podendo repetir 4 vezes **Glucagon** ■ Ataque de 5 mg, intravenoso ■ Manutenção de 1 a 5 mg/hora, intravenoso ■ Monitorar a glicemia e utilizar insulina, se necessário
Bromoprida, metoclopramida, halopedidol, fenotiazinas	**Biperideno** ■ 2,5 a 5 mg, intravenoso, a cada 30 minutos até uma dose máxima de 20 mg/dia
Carbamatos ou organofosforados	**Atropina** ■ 2 a 5 mg em *bolus*, intravenoso ■ A dose pode ser dobrada a cada 3 a 5 minutos até melhora dos sintomas pulmonares
Cianeto	**Hidroxicobalamina (vitamina B12)** ■ 5 g em 15 minutos, intravenoso ■ Uma segunda dose pode ser repetida em caso de instabilidade cardíaca ou PCR

Continua

Continuação

Tóxico	Antídoto
Cumarínico	**Fitomenadiona (vitamina K)** Sem sangramento ativo: ■ INR entre 4 e 6: 2,5 a 5 mg, por via oral ■ INR entre 6 e 9: 2,5 mg, intravenosa. Repetir INR de 8 em 8 horas e considerar repetir vitamina K, conforme resultado ■ INR entre 9 e 20: 2,5 a 5 mg, intravenosa. Repetir ■ INR de 6 em 6 horas e considerar repetir vitamina K e/ou realizar Plasma Fresco Congelado intravenoso (10 a 15 mL/kg), conforme resultado ■ INR > 20: 10 mg intravenosa + Plasma Fresco Congelado intravenoso (10 a 15 mL/kg). Repetir ■ INR de 6 em 6 horas e considerar repetir Vitamina K e/ou Plasma Fresco Congelado, conforme resultado. Se disponível, dar preferência ao Complexo Protrombínico 25 a 50 unidades/kg, intravenoso, a cada 12 ou 24 horas Com sangramento ativo: ■ 10 mg intravenosa + Plasma Fresco Congelado intravenoso (10 a 15 mL/kg). Repetir INR de 6 em 6 horas e considerar repetir Vitamina K e/ou Plasma Fresco Congelado, conforme resultado. Se disponível, dar preferência ao Complexo Protrombínico 25 a 50 unidades/kg, intravenoso, a cada 12 ou 24 horas
Digoxina	**Anticorpo antidigoxina** ■ 40 mg de anticorpo intravenoso neutralizam 0,6 mg de Digoxina ■ Geralmente são necessários 200 a 600 mg de anticorpo para intoxicações agudas e 40 a 160 mg para intoxicações crônicas
Heparina não fracionada	**Protamina** ■ 1 mL (10 mg) lento, intravenoso, para cada 1.000 UI de heparina até uma dose máxima de 5 mL (50 mg)
Metanol ou etilenoglicol	**Etanol** ■ Ataque de 0,8 g/kg de etanol diluído a 10% em 1 hora, intravenoso ■ Manutenção de 130 mg/kg/hora
Monóxido de carbono	**Oxigênio a 100%** ■ Altas concentrações de O_2 de forma invasiva ou de forma não invasiva

Continua

Continuação

Tóxico	Antídoto
Novos anticoagulantes (Apixabana e Rivaroxabana)	**Andexanet alfa** ■ Ataque de 400 a 800 mg em infusão de 30 mg/minuto, intravenoso ■ Manutenção de 4 a 8 mg/minuto por 2 horas, intravenoso
Opioides	**Naloxona** ■ 0,4 a 2 mg, intravenosa a cada 2 a 3 minutos até efeito desejado ou até uma dose máxima de 10 mg
Paracetamol	**N-acetilcisteína** Esquema via oral: ■ Ataque de 140 mg/kg ■ Manutenção de 70 mg/kg de 4 em 4 horas até completar um total de 17 doses Esquema intravenoso: ■ Ataque de 150 mg/kg em 4 horas ■ Manutenção de 100 mg/kg em 16 horas
Rocurônio	**Sugamadex** ■ 2 a 16 mg/kg, intravenoso. Rotineiramente 2 a 4 mg costumam ser suficientes, mas para reversão imediata 16 mg são necessárias
Succinilcolina	**Neostigmina** ■ 1 a 5 mg, intravenoso

Acidentes por animais peçonhentos

Animais peçonhentos são aqueles capazes, não apenas, de produzir toxinas, mas também de injetar essas substâncias em seus predadores por meio de seus aparelhos inoculadores. Serpentes *(Bothrops, Crotalus, Lachesis e Micrurus)*, escorpiões *(Tityus)* e aranhas *(Loxosceles, Phoneutria e Latrodectus)* estão entre os animais peçonhentos de maior interesse em saúde pública.

Em casos de acidentes por animais peçonhentos é fundamental entrar em contato com o Centro de Informação e Assistência Toxicológica de Curitiba para guiar o tratamento desses pacientes.

Tabela 11.4. Acidente ofídico

Acidente	Serpente	Clínica
Botrópico (Gênero *Bothrops*)	Jararaca	■ Destruição tecidual importante na região da picada com necrose, eritema, edema e flictenas; ■ Hemorragia de pele, mucosas, hematúria e sangramento de órgãos vitais; ■ Coagulação intravascular disseminada (CIVD); ■ Disfunção renal.
Laquético (Gênero *Lachesis*)	Surucucu	■ Destruição tecidual importante na região da picada com necrose, eritema, edema e flictenas; ■ Hemorragia de pele, mucosas, hematúria e sangramento de órgãos vitais; ■ Coagulação intravascular disseminada (CIVD); ■ Disfunção renal; ■ Ação parassimpática com dor abdominal, vômitos, diarreia, bradicardia e hipotensão.
Crotálico (Gênero *Crotalus*)	Cascavel	■ Pouca destruição tecidual na região da picada; ■ Ação neurotóxica com fácies miastênica e ptose palpebral; ■ Ação miotóxica com rabdomiólise; ■ Alta incidência de lesão renal aguda.
Elapídico (Gênero *Micrurus*)	Coral verdadeira	■ Pouca destruição tecidual na região da picada; ■ Ação neurotóxica com fácies miastênica, ptose palpebral e insuficiência respiratória.

Tabela 11.5. Acidente por escorpião

Acidente	Escorpião	Clínica
Botrópico (Gênero Tityus)	Amarelo e Marrom	■ Dor intensa e precoce, que pode ser acompanhada de parestesia, eritema e sudorese local, sendo mais intensa nas primeiras horas após o acidente; ■ Arritmias, hipotensão ou hipertensão, insuficiência cardíaca, edema pulmonar, choque circulatório, agitação psicomotora, náusea, vômitos, hipotermia ou hipertermia, sonolência, convulsões e rebaixamento do nível de consciência, que iniciam 2 a 3 horas após o acidente.

Tabela 11.6. Acidente por aranha

Acidente	Aranha	Clínica
Loxoscélico (Gênero Loxosceles)	Marrom	■ Forma cutânea: dor leve, placa marmórea (palidez mesclada com áreas de equimose), vesículas ou flictenas com conteúdo serosanguinolento local, febre, astenia, náusea, vômito e mialgia. Manifestações mais tardias que aparecem ao longo de 72 horas. Forma mais comum! ■ Forma cutânea-hemolítica: hemólise intravascular, lesão renal aguda, anemia, icterícia, hemoglobinúria e CIVD. Forma rara!
Fonêutrico (Gênero Phoneutria)	Armadeira	■ Dor de início imediato com intensidade variável, edema, eritema, parestesia e sudorese local.
Latrodéctico (Gênero Latrodectus)	Viúva negra	■ Dor e sudorese local; ■ Arritmias, hipotensão ou hipertensão, choque circulatório; ■ Tremor, ansiedade, agitação psicomotora, insônia, distúrbio de comportamento, cefaleia, prurido e eritema de face e pescoço; ■ Contratura facial, trismo e fácies latrodectísmica.

Centro de Informações e Assistência Toxicológica do Paraná (CIATox)

Sempre considerar contato com CIATox para orientar condutas referentes a intoxicações exógenas mais complexas ou para guiar o tratamento de acidentes com animais peçonhentos.

Telefones para contato com CIATox de Curitiba
(41) 3264-8290
(41) 3363-7820
08000 041 148

Referências

1. Brasil. Ministério da Saúde. Secretaria de Vigilância em Saúde e Ambiente. Departamento de Doenças Transmissíveis. Guia de Animais Peçonhentos do Brasil [recurso eletrônico] / Ministério da Saúde, Secretaria de Vigilância em Saúde e Ambiente, Departamento de Doenças Transmissíveis. – Brasília: Ministério da Saúde, 2024. 164 p.: il. Modo de acesso: World Wide Web: http://bvsms.saude.gov.br/bvs/publicacoes/guia_animais_peconhentos_brasil.pdf ISBN 978-65-5993-598-7.

2. Critical Care Medicine: Principles of Diagnosis and Management in the Adult. 5th ed. Philadelphia: Elsevier; 2019. ISBN: 978-0-323-44676-1.

3. Intoxicações e Antídotos [Internet]. guiafarmaceutico.hsl.org.br. Available from: https://guiafarmaceutico.hsl.org.br/informacoes-de-apoio/intoxicacoes-e-antidotos/.

4. Manual de Medicina Intensiva: AMIB. São Paulo: Atheneu; 2014. ISBN: 978-85-388-0532-8.

5. Medicina de Emergência: Abordagem Prática. 17th rev. ed. e atual. São Paulo: Manole; 2023. ISBN: 9788520464380.

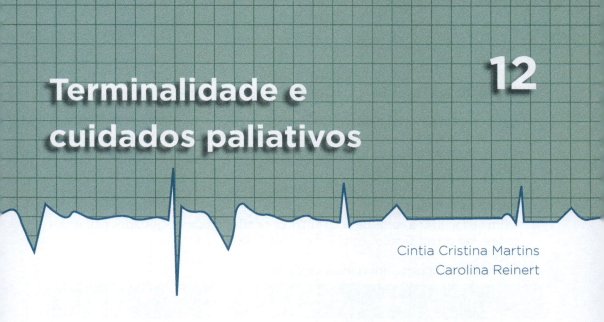

Terminalidade e cuidados paliativos

Cintia Cristina Martins
Carolina Reinert

"Tudo tem seu tempo, o momento oportuno para todo propósito debaixo do sol. Tempo de nascer, tempo de morrer".
Eclesiastes (Ec. 3; 1 e 2).

Definição de terminalidade

- A terminalidade de vida é quando se esgotam as possibilidades de resgate das condições de saúde e a possibilidade de morte próxima parece inevitável e previsível.
- Doenças de diferentes gravidades são determinantes nesse processo, tais como estados infecciosos ou traumáticos agudos.
- Ao compreender que a cura não é mais o escopo do tratamento e que o paciente está em processo de fim de vida, é necessário mudar o objetivo do tratamento de acordo com as necessidades individuais de cada um, a fim de aliviar a dor e reduzir o desconforto, dando suporte ao paciente e seus familiares.
- O desafio da humanização é dar a possibilidade de existir e viver com dignidade, ainda que portador de doença sem possibilidade de cura.

Escala de funcionalidade

Palliative Performance Scale (PPS): desenvolvida em 1996 no Canadá, é um instrumento de avaliação de capacidade de trabalho e autocuidado, com valor prognóstico, e que pode auxiliar a tomada de decisão quanto ao nível de suporte ofertado.

Estratificação dos cuidados paliativos

- A abordagem deve valorizar a história natural da doença, os valores da pessoa e da família (questões fisiológicas, emocionais, culturais e religiosas) diante do processo de adoecer. O plano terapêutico precisa ser individualizado e é variável ao longo do tempo.
- Independentemente da fase, deve ser fornecido total suporte psicossocial ao paciente e seus familiares.
- A fim de facilitar a comunicação entre os profissionais, os cuidados paliativos podem ser estratificados conforme a Tabela 12.1.

Tabela 12.1. Estratificação dos cuidados paliativos

	PPS	Objetivo do tratamento	Expectativa de vida	Transferência para UTI
Cuidado Paliativo Precoce (Fase 1)	Portador de uma doença ameaçadora a vida, porém ainda ativo e funcional (PPS > 60%)	Cura do insulto agudo ou restaurar a autonomia do paciente	Meses a anos	Sempre
Cuidado Paliativo Complementar (Fase 2)	Portador de uma doença ameaçadora a vida, com média performance (PPS 60-40%	Controle dos sintomas que causam desconforto ao paciente	Semanas a meses	Ponderada em casos em que as ferramentas para o controle dos sintomas estejam apenas no setor
Cuidado Paliativo Predominante (Fase 2)	Portador de uma doença ameaçadora a vida e com baixa performance funcional (PPS < 40%	Melhorar a qualidade de vida e controle dos sintomas. Não adicionar medidas fúteis	Semanas ou dias	Paciente não deve ser, preferencialmente, encaminhado para UTI*
Cuidado Paliativo Exclusivo (Fase 3)	Portador de doença ameaçadora a vida, com baixo status funcional ou com declínio rápido do estado geral	Suspender medidas fúteis. Controle exclusivo dos sintomas	Poucas horas ou dias	Não deve ser, preferencialmente, encaminhado a UTI*

Fonte: os autores.
*A menos que na unidade de origem não haja suporte para controle de sintomas ou acolhimento da família.

Critérios de elegibilidade de cuidados paliativos conforme doença de base

Tabela 12.2. Critérios de elegibilidade de acordo com sistemas

Doenças Oncológicas	Qualquer paciente com câncer metastático ou inoperável
Doenças Cardíacas	Classe funcional NYHA IV
	FEVE <20%
	Refratariedade ao tratamento otimizado, incluindo vasodilatadores
	Arritmias sintomáticas resistente, história de PCR, embolia cardiogênica, AVC prévio
Doenças Pulmonares	Dispneia incapacitante
	VEF1 < 30%
	Cor pulmonale
	Hipoxemia em oxigenioterapia com retenção de CO_2
	Perda de peso não intencional
Síndromes demências	Pacientes restritos ao leito
	Demência considerável ou completa para atividades de via diária
	Incontinência
	Impossibilidade de comunicação
	Comprometimento nutricional a despeito de suporte nutricional adequado
	Visitas frequentes ao pronto atendimento por sintomas de descompensação clínica
AVC – Fase aguda	Paciente comatoso, com pelo menos 1 dos seguintes (a partir do 3° dia de coma): respostas de tronco cerebral anormal, resposta verbal anormal, ausência de retirada a dor, creatinina sérica > 1,5 mg/dL
AVC – Fase crônica	Baixo status funcional (PPS < 40%)
	Inabilidade de manter hidratação e oferta calórica com pelo menos 1 dos critérios: perda de peso > 10% nos últimos 6 meses, albumina sérica < 2,5 g/dL, história de pneumonia aspirativa não responsiva a intervenções de fonoterapia, disfagia severa a ponto de impedir o paciente de receber fluidos ou alimentos necessários

(Continua)

Tabela 12.2. Critérios de elegibilidade de acordo com sistemas (Continuação)

AVC – Exames de imagem	AVC hemorrágico não traumático: volume extenso (volume infratentorial > 20 mL e supratentorial > 50 mL), extensa inundação ventricular, envolvimento cerebelar > 30% da área de superfície, desvio de linha média > 1,5 cm, hidrocefalia obstrutiva em pacientes com declínio do estado geral
	AVC tromboembólico ou embólico: infarto anterior extenso com envolvimento cortical e subcortical, infarto bi hemisférico extenso, oclusão da artéria basilar, oclusão bilateral da artéria vertebral
Doenças renais	Recusa de transplante renal ou terapia renal substitutiva
	ClCr < 15 mL/min
	Cr sérica > 8 mg/dL (6 mg/dL se DM II)
Pacientes em UTI	Tempo prolongado de ventilação mecânica ou falhas repetidas de desmame
	Falência de múltiplos órgãos
	Câncer metastático
	Encefalopatia hipóxica
	Sofrimento familiar que comprometa a tomada de decisão

Fonte: retirado e adaptado de Protocolo de Cuidados Paliativos 2014 – Instituto de Saúde e Gestão Hospitalar.

A admissão na UTI

- Quando o paciente em cuidados paliativos é admitido na UTI, é essencial identificar o motivo que levou à necessidade da vaga no setor. A partir disso, deve ser elaborada uma estratégia de cuidados que contemple os valores do paciente, a fase de assistência em que ele se encontra bem como sua compreensão e de seus familiares em relação ao quadro.

- **Decisão compartilhada:** trata-se de, através do indivíduo ou de seus familiares, tomar conhecimento dos valores e objetivos do paciente e, em conjunto, traçar estratégias visando atingi-los, tendo-os sempre como o mote do cuidado. Assim, o plano de cuidados idealmente deve ser estabelecido nas primeiras 24 a 48 horas de internamento do paciente na UTI, devendo envolver o controle de sintomas e o suporte físico e emocional ao paciente e seus familiares.

Comunicação eficaz e envolvimento de equipe multidisciplinar

- A comunicação objetiva, empática e sem ruídos é essencial no atendimento ao paciente que convive com doença ameaçadora à vida. A tríade "paciente- família-equipe multidisciplinar" deve estar alinha com o objetivo de tratamento do paciente, mesmo que necessite de várias rodas de conversas para que todas as dúvidas e angústias sejam sanadas.
- Os profissionais da UTI que estão envolvidos nos cuidados dos pacientes terminais são submetidos a grande estresse e tensão emocional. Sendo assim, é necessário o suporte psicológico destes e instituir programas de educação continuada sobre cuidados paliativos.

Acolhimento familiar

- Após a avaliação e estabilização clínica do paciente, deve ser feita a primeira reunião familiar. Neste momento, é preciso identificar o cuidador principal e relatar a avaliação inicial e o diagnóstico. Além disso, é iniciado o plano terapêutico baseado em diretivas antecipadas e expectativas prévias do paciente e dos familiares.
- Esta primeira reunião é mais longa e estabelece as expectativas dos familiares quanto a equipe. Uma abordagem voltada para o problema, visando a sua solução, piora clínica e novos eventos. Caso não existam diretivas antecipadas de vida, os familiares devem ser orientados a considerar qual seria a escolha do paciente caso estivesse em plenas condições de tomada de decisão.
- Outras reuniões precisam ser realizadas, pois maioria dos familiares não têm experiência com pacientes críticos. Neste sentido, é útil explicar os padrões de organização e os cuidados da UTI, além de esclarecer os papéis dos membros da equipe multidisciplinar.

Controle dos sintomas

Nutrição

O paciente em processo ativo de morte, devido a alterações metabólicas, apresenta redução das necessidades nutricionais. Nesses casos, a dieta previamente oferecida deve ser suspensa, a menos que seja para conforto do paciente. O mesmo ocorre com a hidratação endovenosa. Essas terapêuticas, quando continuadas de forma equivocada, podem causar mais desconforto para o paciente e surgimento de sintomas como náuseas e vômitos.

Dor

Tabela 12.3. Manejo da dor

Substância Ativa	Apresentação	Posologia Recomendada	Dose máxima diária
Paracetamol	Comprimidos: 750 mg Solução oral: 200 mg/mL	750 mg de 6/6h 40gotas de 6/6h	4.000 mg
Dipirona	Solução oral: 500 mg/mL Solução injetável: 500 mg/mL (Amp de 2 mL) Comprimido: 500 mg	500 mg a 1.000mg VO, EV ou SC de 6/6h	4.000 mg
Codeína	Comprimido: 30mg	30 mg de 4/4h ou de 6/6h	360 mg
Tramadol	Solução injetável: 50 mg/mL (Amp de 2 mL)	50 mg 100 mg EV ou SC de 6/6h ou de 8/8h * Diluir em 100 mL de SF 0,9% – correr lento	400 mg
Morfina de Ação rápida	Comprimido: 10 mg e 30 mg Solução injetável: 10 mg/mL (Amp de 1 mL), 0,1 mg/mL (Amp de 1 mL) e 1 mg/mL (Amp de 2 mL)	Dose inicial: 50 a 100 mg VO de 4/4h 2 a 5 mg EV ou SC de 4/4h ou em infusão contínua* * Diluir 5 amp em 100 mL de SF – Solução de 0,5 mg/mL	Não há
Metadona	Comprimido 10 mg	Dose inicial: 5 mg VO 12/12h	Não há
Fentanil	Adesivo transdérmico: 25 mcg/h, 50 mcg/h e 100 mcg/h Solução injetável: 0,05 mg/mL (Amp de 2 mL), 0,05 mg/mL (FA 10 mL)	Dose inicial: 25 mcg/h TD a cada 72h 0,5 a 2 mcg/kg/h EV ou SC	Não há

Fonte: os autores.

Náusea e Vômito

Tabela 12.4. Manejo da náusea e vômito

Substância Ativa	Apresentação	Posologia Recomendada	Dose máxima diária
Metoclopramida	Solução oral: 4 mg/mL oral Comprimido 10 mg Solução injetável: 5 mg/mL	10 mg EV/VO de 6/6h ou 8/8h	60 mg
Domperidona	Comprimido: 10 mg	10-20 mg 6/6h	40 mg
Haloperidol	Comprimido: 1 mg e 5 mg Solução oral: 2 mg/mL (frasco 20 mL) Solução injetável 5 mg/mL (Amp 1 mL)	Dose inicial: 5 mg VO, SC ou EV de 8/8h * Evitar utilizar IM (desconfortável)	5 a 10 mg
Ondansetrona	Solução injetável: 8 mg/4 mL Comprimido: 8 mg	Dose inicial: 4 mg 12/12h EV ou SC 8 mg VO 8/8h	24 mg
Escopolamina	Comprimido 20 mg Solução injetável: 20 mg/mL (Amp 1 mL)	20 mg 6/6h	120 mg
Meclizina	Comprimido: 25-100 mg	Dose inicial 25 mg VO 1× ao dia	100 mg dia
Dexametasona	Comprimido 4-8 mg Solução injetável: 4 mg/mL (Amp 2,5 mL)	4 a 8 mg 1× ao dia até 6/6h	1 mg/kg/dia

Fonte: os autores.

Constipação

Tabela 12.5. Manejo da constipação

Substância Ativa	Apresentação	Posologia Recomendada	Dose máxima diária
Óleo Mineral	Frasco 100 mL	15 a 30 mL 1× ao dia a 12/12h	60 mL
Lactulose	Xarope 120 mL	15 a 30 mL até 12/12h	60 mL
Bisacodil	Comprimido: 5 a 10 mg	1 comprimido 1× ao dia	30 mg
Enema de glicerina	Solução Enema 12% (frasco 500 mL)	1× ao dia via retal S/N	
Enema de fosfato	Solução enema 133 mL	1× ao dia via retal S/N	

Fonte: os autores.

Diarreia

Tabela 12.6. Manejo da diarreia

Substância Ativa	Apresentação	Posologia Recomendada	Dose máxima diária
Loperamida	Comprimido: 4 mg	4 mg de 6/6h VO	16 mg
Codeína	Comprimido: 30 mg	30 mg de 4/4h ou de 6/6h	360 mg
Octreotide	Solução injetável: 0,05 mg/mL (Amp 1 mg)	100 a 150 mcg de 8/8h SC	1.500 mcg

Fonte: os autores.

Delirium

Tabela 12.7. Manejo farmacológico do *delirium*

Substância Ativa	Apresentação	Posologia Recomendada	Dose máxima diária
Haloperidol	Comprimido: 1 mg e 5 mg Solução oral: 2 mg/mL (frasco 20 mL) Solução injetável 5 mg/mL (Amp 1 mL)	0,5-2 mg 1×/dia + dose de resgate 0,5-3 mg até 2/2h	100 mg
Clorpromazina	Comprimido: 25 e 100 mg Solução injetável 5 mg/mL (Amp 5 mL)	Dose inicial: 12,5 a 50 mg 25 a 100 mg 6/6h ou 8/8h VO ou EV	2.000 mg
Olanzapina	Comprimido 2,5 mg, 5 mg e 10 mg	2,5 a 5 mg 1× ao dia ou 12/12h	20 mg
Quetiapina	Comprimido: 25 mg, 50 mg, 100 mg	12,5 a 100 mg 1× ao dia ou 12/12h	800 mg/dia
Risperidona	Comprimido 1 mg e 2 mg	0,25 a 1 mg 12/12h	15 mg

Fonte: os autores.

Agitação terminal

Tabela 12.8. Manejo da agitação terminal

Leve	Moderada	Intensa
Clorpromazina 200 a 400 mg em bomba de infusão em 24h	Midazolam 0,02 a 0,1 mg/kg/h (aproximadamente 30 a 150 mg em 24h) em bomba de infusão	Midazolam 150 mg em 24h + Clorpromazina 200 a 400 mg em 24h (dose máxima 100 mg/dia)

Fonte: os autores.

Dispneia

Deve ser tratada de acordo com a causa:

- Congestão pulmonar: Diuréticos;
- Infecção: Antibióticos e antifúngicos;
- Derrame pleural: ponderar drenagem;
- Broncoespasmo: Broncodilatadores e corticoide;
- Tromboembolismo pulmonar: anticoagulação.

Hipersecreção respiratória

Tabela 12.9. Manejo da hipersecreção respiratória

Substância Ativa	Apresentação	Posologia Recomendada	Dose máxima diária
Escopolamina	Comprimido 20 mg Solução injetável: 20 mg/mL (Amp 1 mL)	20 mg 6/6h	120 mg
Colírio de Atropina	Solução a 1%	2 gotas SL até 2/2h	
Ipratrópio	Solução inalação: 0,25 mg/mL (frasco 20 mL)	20 a 40 gotas até 4/4h	2 mg

Fonte: os autores.

Extubação Paliativa

Deve ser considerada nas seguintes condições:

- Condição clínica terminal e irreversível, descartada possibilidade de tratamentos adicionais;
- Há evidências de que a manutenção da ventilação mecânica não contribui para que se atinja o objetivo do tratamento, tornando-se fútil e provavelmente trazendo sofrimento desnecessário.

Preparação para a retirada de suporte de vida:

- Preparação dos profissionais de saúde: organização e discussão sobre a tomada de decisão. Deve ocorrer uma reunião multidisciplinar buscando revisar o diagnóstico, as intervenções terapêuticas realizadas previamente e a progressão clínica do paciente;
- Preparação do paciente familiares: Retomar os objetivos do tratamento do paciente. Revisar o diagnóstico e desejos do paciente, explicar detalhes do procedimento, esclarecer dúvidas e dar espaço para que os envolvidos compreendam que a manutenção da ventilação mecânica não é capaz de recuperar o estado de saúde do paciente nessa fase do processo do adoecer.

Recomenda-se realizar 6 horas antes da retirada da ventilação:
- Jejum;
- Retirar hidratação parenteral;
- Metilprednisolona 100 mg EV ou equivalentes;
- Ajustar sedação e analgesia para doses mínimas;
- Ajuste dos parâmetros ventilatórios: desmame para parâmetros mínimos de ventilação.

Recomenda-se 30 min antes da extubação:
- Escopolamina para redução de secreção de vias aéreas;
- Nova dose de corticoterapia;
- Permitir despedida dos familiares.

Considerações legais

Resolução CFM Nº 1.805/2006 (Publicada no D.O.U., 28 nov. 2006)

Resolução da Ortotanásia

Art. 1º É permitido ao médico limitar ou suspender procedimentos e tratamentos que prolonguem a vida do doente em fase terminal, de enfermidade grave e incurável, respeitada a vontade da pessoa ou de seu representante legal.

§ 1º O médico tem a obrigação de esclarecer ao doente ou a seu representante legal as modalidades terapêuticas adequadas para cada situação.

§ 2º A decisão referida no caput deve ser fundamentada e registrada no prontuário.

§ 3º É assegurado ao doente ou a seu representante legal o direito de solicitar uma segunda opinião médica.

§ 4º O médico registrará, no prontuário, as diretivas antecipadas de vontade que lhes foram diretamente comunicadas pelo paciente.

§ 5º Não sendo conhecidas as diretivas antecipadas de vontade do paciente, nem havendo representante designado, familiares disponíveis ou falta de consenso entre estes, o médico recorrerá ao Comitê de Bioética da instituição, caso exista, ou, na falta deste, à Comissão de Ética Médica do hospital ou ao Conselho Regional e Federal de Medicina para fundamentar sua decisão sobre conflitos éticos, quando entender esta medida necessária e conveniente.

Resolução distanásia

Artigo 41, Parágrafo único: "Nos casos de doença incurável e terminal, deve o médico oferecer todos os cuidados paliativos disponíveis sem empreender ações diagnósticas ou terapêuticas inúteis ou obstinadas, levando sempre em consideração a vontade expressa do paciente ou, na sua impossibilidade, a de seu representante legal."

Constituição Brasileira 1988

Capítulo I - Dos Direitos e Deveres Individuais e Coletivos

Art. 5º Todos são iguais perante a lei, sem distinção de qualquer natureza, garantindo-se aos brasileiros e aos estrangeiros residentes no País a inviolabilidade do direito à vida, à liberdade, à igualdade, à segurança e à propriedade, nos termos seguintes:

III – ninguém será submetido a tortura nem a tratamento desumano ou degradante.

Referências

1. Gutierrez PL. O que é o paciente terminal? Ver Assoc Med Bras [Internet]. 2001 [citado em 21 de maio de 2024];47(2):92. Disponível em: https://www.scielo.br/j/ramb/a/Lc5MYWZHrMb8vGpRWWdx3qF/.

2. Vista do A questão da terminalidade [Internet]. Usp.br. [citado em 21 de maio de 2024]. Disponível em: https://revistas.usp.br/sej/article/view/57255/60238.

3. Vista do Terminalidade de vida: bioética e humanização em saúde [Internet]. Usp.br. [citado em 21 de maio de 2024]. Disponível em: https://www.revistas.usp.br/rmrp/article/view/231/232.

4. Org.br. [citado 21 de maio de 2024]. Disponível em: https://www.cremesp.org.br/?siteAcao=Publicacoes&acao=detalhes&cod_publicacao=46.

5. Moritz RD, Lago PM do, Souza RP de, Silva NB da, Meneses FA, et al. Terminalidade e cuidados paliativos na unidade de terapia intensiva. Ver Bras Ter Intensiva [Internet]. 2008 [citado 21 de maio de 2024];20(4):422-8. Disponível em: https://www.scielo.br/j/rbti/a/zpk7tD4K5H885XHHJ84hs8v/.

6. D'Alessandro MPS, Barbosa LC, Anagusko SS, Maaiello APMV, Conrado CM, et al. (ed.) Manual de Cuidados Paliativos – 2ª Edição. São Paulo: Hospital Sírio-Libanês; Ministério da Saúde, 2023.

7. Ferreira GD, Mendonça GN. Cuidados Paliativos: Guia de Bolso. ANCP, 2017;5-62.

8. Mitchell I, Lacey J, Anstey M, Corbett C, Douglas C, et al. Understanding end-of-life care in Australian hospitals. Aust Health Ver [Internet]. 2021;45(5):540-7. Disponível em: http://dx.doi.org/10.1071/ah20223.

9. Pan H, Shi W, Zhou Q, Chen G, Pan P. Palliative care in the intensive care unit: Not just end-of-life care. Intensive Care Res [Internet]. 2022;3(1):77-82. Disponível em: http://dx.doi.org/10.1007/s44231-022-00009-0.

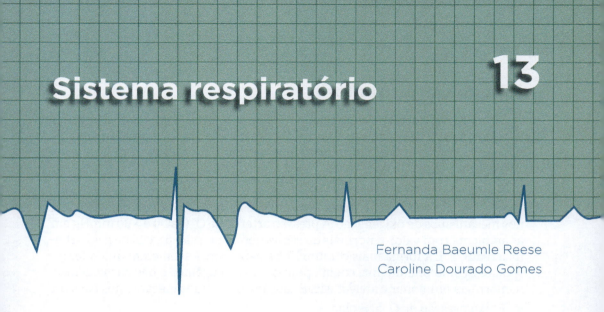

Sistema respiratório

Fernanda Baeumle Reese
Caroline Dourado Gomes

Fisiologia respiratória

O sistema respiratório capta oxigênio e elimina gás carbônico dos tecidos. Esse processo pode ser dividido em quatro partes: ventilação (entrada e saída de ar do parênquima pulmonar), difusão de oxigênio e gás carbônico entre os alvéolos e o sangue, transporte de oxigênio e gás carbônico no sangue e líquidos corporais e sua troca com as células de todos os tecidos e, por último, a regulação da ventilação.

A ventilação é responsável pela renovação do ar nas áreas de trocas gasosas dos pulmões. A parte do ar inspirada que não atinge as áreas de troca, são consideradas áreas de espaço morto (áreas ventiladas, porém não realiza trocas gasosas). Dentro dos alvéolos, as células chamadas de pneumócitos do tipo II secretam o surfactante pulmonar, cuja função é diminuir a tensão superficial da água nos alvéolos, impedindo o colapso pulmonar.

Quando o oxigênio se difunde entre a membrana alveolar e o sangue, a maior parte é transportada ligada a hemoglobina – que permite transportar 30-100 vezes mais oxigênio do que seria transportado dissolvido no plasma. Além da função de transporte, a hemoglobina funciona como sistema tampão de oxigênio tecidual, sendo ela a responsável por estabilizar a pressão de oxigênio nos tecidos. A regulação da pressão parcial de oxigênio e de gás carbônico é um sistema complexo coordenado por neurônios especializados, localizados no tronco encefálico, principalmente no bulbo, chamado de centro respiratório.

Insuficiência respiratória

A insuficiência respiratória aguda (IRA) é composta por manifestações clínicas e laboratoriais. Entre as manifestações clínicas, observavam-se aquelas relacionadas com a doença primária, que motivou a falência orgânica, e as específicas da IRA, como a hipoxemia e/ou hipercapnia.

É dividida classicamente em dois tipos:

- Tipo 1: Insuficiência respiratória hipoxêmica: caracterizada por uma falência nos mecanismos de oxigenação. A pressão arterial de O_2 (PaO_2) é > 60 mmHg em ar ambiente com valores normais ou reduzidos de pressão parcial de gás carbônico ($PaCO_2$). É a forma mais comum IRA e geralmente acometem unidades alveolares, como pneumonia, edema pulmonar cardiogênico e não cardiogênico, hemorragia pulmonar e atelectasia. É causada por alguns mecanismos básicos:

  - Baixa pressão de O_2 alveolar
  - Hipoventilação alveolar
  - Distúrbio V/Q (ventilação-perfusão): causa mais comum. A maioria das causas melhoram com a suplementação de O_2 – exceto *shunt* (intrapulmonar/cardíaco). É utilizada a relação PaO_2/FiO_2 para mensurar alterações da oxigenação.
  - *Shunt* (Intrapulmonar/Intracardíaco)
  - Alterações de difusão

- Tipo 2: Insuficiência respiratória hipercápnica (ventilatória): é relacionada com a falência da ventilação, sendo definida por $PaCO_2$ > 50 mmHg e acidose respiratória aguda (pH < 7,35). As etiologias comuns são aquelas que levam à falência dos mecanismos responsáveis pela ventilação, por exemplo: traumatismo raquimedular alto, intoxicação exógena por medicações que inibam o drive respiratório, doenças neuromusculares, etc. *Atenção: esta definição não é aplicável para pacientes retentores crônicos de dióxido de carbono (p. ex.: DPOC), pois neles há um mecanismo compensatório com uma alcalose metabólica a fim de compensar a hipercapnia e manter o pH estável.

A insuficiência respiratória aguda é comumente encontrada na UTI, podendo ser a causa primária da admissão ou surgir como uma complicação de um quadro clínico subjacente. Há diversas causas que interferem em diferentes pontos da cadeia que controla o mecanismo da respiração.

Sistema respiratório

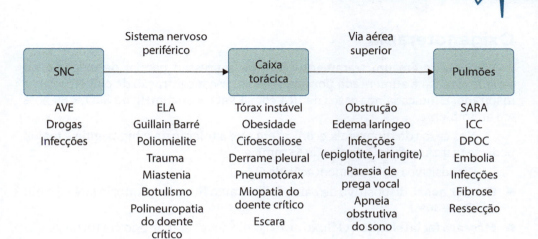

Figura 13.1. Controle da respiração.
SNC = Sistema nervoso central; AVE = Acidente vascular encefálico; ELA = Esclerose lateral amiotrófica; SARA = Síndrome da angústia respiratória do adulto; ICC = Insuficiência cardíaca congestiva; DPOC = Doença pulmonar obstrutiva crônica. Adaptada do Parrillo, J; Dellinger, RP. Critical Care Medicine: Principles of diagnosis and management in the adult. 5TH edition.

Manifestações clínicas da insuficiência respiratória aguda

Hipoxemia	Hipercapnia
Dispneia	Cefaleia
Ansiedade/diaforese	Letargia
Palpitação/angina	Miose/papiledema
Agitação psicomotora	Bradicardia
Taquipneia, esforço respiratório	Tremor
Cianose	Hipotensão e taquicardia
Taquicardia → Bradicardia → Depressão miocárdica → Choque	Confusão mental → Sonolência → Coma
Coma	

Oxigenoterapia

Consiste em um tratamento em que a pressão parcial de oxigênio no sangue arterial é aumentada por meio de maior concentração de oxigênio no ar inspirado. É indicada nos casos de IRA com a $PaO_2 < 60$ mmHg ou $SaO_2 < 88\text{-}90\%$ em ar ambiente.

Nos casos de hipoxemia crônica, em que a tolerância à hipoxemia é maior, pode-se utilizar um PaO_2 limiar de 55 mmHg.

Dispositivos de suplementação de O_2:

- **Cateter nasal**: dispositivo de baixa FiO_2 e baixo fluxo inspiratório (até 6 L/min e FiO_2 de 40%).
- **Máscara facial simples**: O fluxo de oxigênio deve ser mantido em torno de 5 L/min ou mais para evitar a reinalação de gases (CO_2). A FiO_2 pode chegar a 60%. Tem como vantagem a possibilidade de umidificar o ar inspirado.
- **Sistema de Venturi**: Um adaptador é colocado entre a máscara e a fonte de oxigênio permitindo, desta forma, titular a FiO_2 (24-50%). É vantajoso para pacientes retentores crônicos de CO_2.
- **Máscara com reservatório**: permite alcançar FiO_2 maiores de oxigênio, próximos a 100%. Dispositivo de alto fluxo e alta oferta de oxigênio.
- **Oxigenoterapia de alto fluxo**: É alternativa ao oxigênio convencional e à ventilação não invasiva (VNI). Está relacionado a diminuição da taxa de intubação orotraqueal e a mortalidade em pacientes com IRA. É de fácil aplicabilidade e proporciona conforto ao paciente, é superior ao oxigênio convencional e não inferior à VNI, seu uso vem sendo ampliado.

Ventilação não invasiva com pressão positiva

A interface entre o paciente e o ventilador é obtida por meio do acoplamento de máscaras nasais, faciais ou capacetes. Seus principais objetivos são: correção da hipóxia e/ou hipercapnia; manutenção dos volumes pulmonares corrigindo ou evitando atelectasias; redução do trabalho respiratório, impedindo ou auxiliando no tratamento da fadiga muscular; e a melhora do conforto respiratório.

Suas vantagens em relação à ventilação mecânica invasiva são: maior conforto com menores doses de sedativos, facilidade de instalação e remoção, preservação da fala e deglutição, eliminação das lesões mecânicas das vias aéreas e do componente resistivo imposto pela cânula endotraqueal, além da necessidade de intubação. Além disso, a VNI diminui a incidência de pneumonia associada à ventilação mecânica, tempo de internação, os custos hospitalares. Suas principais desvantagens: necessidade de colaboração, estabilidade hemodinâmica e tempo maior de ventilação para correção de distúrbios nas trocas gasosas.

É aplicada de duas formas: CPAP (*Continuous Positive Air Pressure*) e BIPAP (*Bilevel Positive Air Pressure*). Seguem suas indicações:

Indicações do CPAP	Indicações de BIPAP
■ No edema agudo de pulmão (EAP) cardiogênico; ■ Pós-operatório de cirurgia abdominal ■ Apneia obstrutiva do sono leve/moderada	■ Nas hipercapnia agudas para descanso de musculatura respiratória; ■ EAP cardiogênico ■ Infecções em imunossuprimidos

Contraindicações absolutas	Contraindicações relativas
Necessidade de intubação de emergência	Incapacidade de proteger vias aéreas ou secreções abundantes
Parada cardíaca ou respiratória	Rebaixamento de nível de consciência
	Falência orgânica não respiratória (encefalopatia, instabilidade hemodinâmica, etc.)
	Cirurgia facial ou neurológica
	Trauma ou deformidade facial
	Obstrução de vias aéreas superiores
	Anastomose de esôfago recente (Evitar pressurização > 20 cmH$_2$O)

Fluxograma para auxiliar a aplicação da VNI

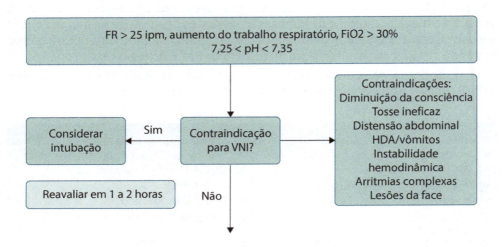

Figura 13.2. Ajustes iniciais na ventilação não invasiva. FR = frequência respiratória; ipm = incursões por minuto; FIO_2 = fração inspirada de oxigênio; HDA = hemorragia digestiva alta; BIPAP = ventilação em dois níveis de pressão; CPAP = pressão positiva contínua nas vias aéreas; EPAP = pressão positiva expiratória; PEEP = pressão expiratória final positiva; PSV = pressão de suporte; SpO_2 = saturação periférica de oxigênio; VC = volume corrente. Adaptada de "Dos Santos Valiatti, J. L.; Gomes do Amaral, J. L.; Dos Reis Falcão, L. F; Ventilação Mecânica - Fundamentos e Prática Clínica".

É considerado sucesso na VNI: diminuição da frequência respiratória, aumento do volume corrente, melhora do nível de consciência, diminuição ou cessação de uso de musculatura acessória, aumento da PaO_2 e/ou SpO_2 e diminuição do $PaCO_2$ sem distensão abdominal significativa. Para tal parametrização e avaliação, foi validada uma escala para predizer o risco de falha da VNI, a escala

HACOR, a qual foi atualizada em 2022. Soma-se os pontos da primeira tabela que se segue e se soma ou subtrai de acordo com o quadro clínico de base (segunda tabela a seguir):

Escala HACOR		
Variável	**Categoria**	**Pontos**
Frequência cardíaca (batimentos por minuto)	< 120 ≥ 121	0 1
pH	≥ 7,35 7,30-7,34 7,25-7,29 < 7,25	0 2 3 4
Escala de Coma de Glasgow	15 13-14 11-12 ≤ 10	0 2 5 10
PaO_2/FiO_2 (mmHg)	≥ 201 176-200 151-175 126-150 101-125 ≤ 100	0 2 3 4 5 6
Frequência respiratória (incursões por minuto)	≤ 30 31-35 36-40 41-45 ≥ 46	0 1 2 3 4

Quadro clínico	Pontuação
Pneumonia	2,5
Edema agudo pulmonar	4
Presença de SARA	3
Imunossupressão	1,5
Choque séptico	2,5
Escore SOFA	0,5 x SOFA

SARA = Síndrome da Angústia Respiratória Aguda; SOFA = *Sequential organ failure assessment*

Como interpretar o HACOR escore: quanto maior o escore, maior a chance de falência da VNI. Pacientes com HACOR ≤ 7; 7,5-10,5; 11-14 e > 14, respectivamente, são classificados como de baixo, moderado, alto e muito alto risco de falência na VNI.

Indicações intubação orotraqueal/ventilação mecânica invasiva

- Procedimentos e cirurgias que necessitem anestesia geral;
- Impossibilidade de manter via aérea pérvia;
- Insuficiência respiratória aguda grave e refratária;
- Escala de Coma de Glasgow ≤ 8;
- Instabilidade hemodinâmica grave ou parada cardiorrespiratória.

Ajustes iniciais do ventilador mecânico

- Utilizar a FiO_2 necessária para manter a saturação periférica de oxigênio entre 93-95%, iniciar com 100% e baixar conforme a meta;
- Usar volume corrente de 6 a 8 ml/kg do peso predito inicialmente. Reavaliar de acordo com o quadro clínico do paciente e mecânica ventilatória;
- Usar modo assistido-controlado, podendo ser ciclado a volume (VCV) ou ciclado a tempo e limitado a pressão (PCV), modo que tiver mais familiaridade;
- Regular FR entre 12 a 20 ipm, lembrando de avaliar as necessidades do paciente, principalmente em estados de acidose metabólica que necessitam de compensação ventilatória temporária até o tratamento adequado da causa base, então usar FR maiores;
- Fluxo inspiratório ou tempo inspiratório visando manter relação I:E em 1:2 e 1:3, individualizando em casos específicos como em casos de broncoespasmos ou doenças com baixa elastância pulmonar (DPOC);
- A sensibilidade do disparo do ventilador (fluxo ou pressão) deve ser ajustada para o valor adequado evitando o auto disparo ou necessidade de esforço demasiado do paciente para disparar (2 cmH_2O ou 2 L/min na maioria dos equipamentos);

- Usar PEEP de 5 cmH$_2$O inicialmente e 8 cmH$_2$O para pacientes obesos, exceto em situações como a SARA (Síndrome da Angústia Respiratória do Adulto);
- Utilizar aquecedores e umidificadores passivos em doentes em ventilação mecânica (VM) conforme orientação do fabricante;
- Regular os alarmes de forma individualizada para cada caso. Utilizar o alarme de pressão máxima (pressão de pico) em 40 cmH$_2$O, visando evitar barotrauma.
- Após 30 minutos de ventilação estável, coletar uma gasometria.
- Avaliar as repercussões hemodinâmicas da VM invasiva, principalmente se presença de hipovolemia. Avaliar a presença de auto-PEEP, assincronias e/ou complicações decorrentes da intubação e início da VM como pneumotórax em casos de hipotensão associada à ventilação com pressão positiva.
- Iniciar o mais rápido possível um modo espontâneo de ventilação com adequado ajuste de sensibilidade do ventilador e tempo de apneia e ventilação de respaldo. Evitar a disfunção diafragmática induzida pelo ventilador, que geralmente ocorre após 18 horas de ventilação controlada.

Avaliação da mecânica respiratória

Após colocar o paciente sob ventilação mecânica, além dos ajustes iniciais, devemos realizar a monitorização da mecânica pulmonar, deve ser avaliada diariamente, com maior frequência caso indicado. É imprescindível devido a uma série de fatores:

- Auxilia na caracterização da fisiopatologia da doença subjacente, assim como no diagnóstico diferencial;
- Auxilia na avaliação da gravidade e progressão da doença;
- Auxilia na instituição de medidas terapêuticas;
- Promove melhor sincronia paciente-respirador;
- Previne complicações relacionadas à ventilação mecânica e indução de lesão pulmonar;
- Ajuda no desmame da ventilação mecânica.

Cálculos básicos da mecânica pulmonar		
Parâmetro	**O que significa**	**Como calcular**
Pressão de platô VR: < 30 cmH$_2$O	Pressão alveolar média ao final da inspiração	Fazer pausa inspiratória de pelo menos 2 segundos – é a pressão aferida após a pausa
Pressão de distensão/ *Driving Pressure* (Pdist) VR: ≤ 15 cmH$_2$O	Reflete a relação entre o volume corrente e a complacência do sistema	Pdist = Pplatô - PEEPe
Complacência estática (Cest) VR: 50 – 80 ml/cmH$_2$O	Indica a dureza dos alvéolos	Cest = VCe / Pplatô – PEEPe - PEEPi
Complacência dinâmica (Cdin) VR: 100 – 200 ml/cmH$_2$O	Relacionada à resistência à passagem do ar nas vias aéreas (parte canalicular associado a rigidez alveolar)	Cdin = VCe / Ppico – PEEPe - PEEPi
Pressão resistiva das vias aéreas (Pres) VR: 4 – 10 cm H$_2$O/L.s	Relacionado à resistência das vias aéreas (ex. broncoespasmo)	Pres = Ppico - Pplatô
Auto-PEEP	Indica aprisionamento aéreo	Pausa expiratória no final da expiração – ventilador dá a PEEP total. Basta subtrair deste valor a PEEPe
Outros cálculos		
Cálculo da frequência respiratória	Auxilia no ajuste de distúrbios respiratórios (acidose/alcalose respiratória)	FR (desejada) = PaCO$_2$ (conhecido) x FR (conhecida) / PaCO$_2$ (desejada)
Peso predito	Atentar-se ao gênero	Homens: 50 + 0,91 x (Altura – 152,4 cm); Mulheres: 45,5 + 0,91 (Altura – 152,4)

VR = valor de referência; Pdist = pressão de distensão; Pplatô = pressão de platô; PEEPe = pressão expiratória positiva final extrínseca; PEEPi = pressão expiratória positiva final intrínseca; Cest = complacência estática; VCe = volume corrente expiratório; Cdin = complacência dinâmica; Pres = pressão resistiva; Ppico = pressão de pico; FR = frequência respiratória.

Síndrome da angústia respiratória aguda (SARA)

É uma doença potencialmente grave representada por um amplo espectro de condições, de diferentes etiologias, que compartilham de características clínicas e fisiopatológicas em comum: aumento da permeabilidade da membrana alvéolo-capilar resultando em um edema inflamatório, aumento de tecido pulmonar não aerado resultando em uma maior elastância e, portanto, baixa complacência, também ocorre aumento da pressão venosa de dióxido de carbono e do espaço morto, resultando em hipoxemia e hipercapnia.

A definição de SARA mais recente é a de Berlim de 2012, exemplificada na tabela abaixo:

Tempo	Aparecimento súbito dentro de 1 semana após exposição a fator de risco ou aparecimento ou piora de sintomas respiratórios		
Hipoxemia (PaO_2/FiO_2)	Leve: 201 a 300 com PEEP ≥ 5	Moderada: 101 a 200 com PEEP ≥ 5	Grave: ≤ 100 com PEEP ≥ 5
Origem do edema	Insuficiência respiratória não explicada por insuficiência cardíaca ou sobrecarga de volume		
Imagem (raio-X de tórax ou tomografia)	Opacidades bilaterais não explicadas por derrame, nódulo, massa ou atelectasia lobar		

FiO_2: fração inspirada de oxigênio; PaO_2: pressão parcial de oxigênio; PEEP: pressão expiratória final positiva

Ventilação mecânica na SARA

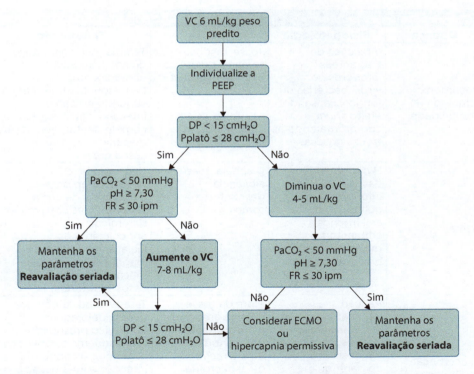

Figura 13.3. Adaptada do artigo "Mauri T. Personalized Positive End-Expiratory Pressure and Tidal Volume in Acute Respiratory Distress Syndrome: Bedside Physiology-Based Approach. Crit Care Explor. 2021". VC = volume corrente; PEEP = pressão expiratória final positiva; DP = driving pressure; Pplatô = pressão de platô; $PaCO_2$ = pressão parcial arterial de dióxido de carbono; FR = frequência respiratória; ipm = incursões por minuto; ECMO = oxigenação por membrana extracorpórea.

Observação: Em casos de SARA moderada a grave que necessite de PEEP elevada, tolerar pressão de platô até 40 cmH_2O, desde que a *driving pressure* seja até 15 cmH_2O.

Em casos graves, pode-se indicar a hipercapnia permissiva, tolerando um nível de $PaCO_2$ ≤ 90 mmHg, sendo que sua elevação deva ser gradual (< 10 mmHg/h), associado a pH arterial entre 7,15 a 7,20.

A oxigenação por membrana extracorpórea (ECMO) venovenosa (VV) está indicada em casos de SARA grave e refratária a medidas clínicas. São cânulas das veias (femorais ou safenas) bilateralmente e realizado desvio de cerca de dois terços do débito cardíaco, para passagem por uma bomba eletromagnética e posteriormente por dois oxigenadores, para que se realizem as trocas gasosas. Esse dispositivo permite uma ventilação pulmonar protetora, com volume corrente < 6 mL/kg. Essa modalidade é invasiva e associada a riscos, por isso deve ser realizada em centros que tenham prática com o método.

Outras patologias pulmonares causadoras de insuficiência respiratória aguda			
Doença	**Fisiopatologia**	**Clínica**	**Tratamento**
Pneumonia adquirida na comunidade	Infecções de vias aéreas inferiores por vírus, bactérias ou fungos, causando efeito *shunt*, comprometendo as trocas gasosas	Tosse, dispneia, dor torácica pleurítica, calafrios, mal estar	Terapia medicamentosa guiada pelo agente etiológico presumido (ver esquema terapêutico sugerido no capítulo Infecção e inflamação); O_2 complementar; Ventilação mecânica invasiva nos casos graves.
Asma	Hiperreatividade das vias aéreas inferiores quando expostas a alérgenos ambientais, resultando em broncoespasmo	Dispneia, tosse, sibilância, desconforto torácico	Crise aguda: O_2 suplementar; beta-2 agonistas de curta duração; corticosteroides sistêmicos; anticolinérgicos inalatórios; sulfato de magnésio; Ventilação mecânica invasiva nos casos refratários;
Exacerbação da Doença Pulmonar Obstrutiva Aguda	Reação inflamatória grave das vias aéreas que resultam em destruição do parênquima pulmonar associado a hipersecreção de muco, resultando em estreitamento das vias aéreas	Piora da tosse crônica associado a um aumento de quantidade ou alteração de aspecto de secreção, dispneia progressiva, sibilos, diâmetro anteroposterior do tórax aumentado (tórax em tonel), história de tabagismo prévio	Terapia medicamentosa guiada pelo agente etiológico presumido (ver esquema terapêutico sugerido no capítulo Infecção e inflamação); O_2 suplementar; beta-2 agonistas inalatórios; anticolinérgicos inalatórios; corticoterapia sistêmica; Ventilação mecânica invasiva nos casos refratários;

Algoritmo para tratamento de crises graves de broncoespasmo

Tratamento inicial em 20 minutos
- β2-agonistas de curta duração via inalatória a cada 20 min por 1h
- Oxigenioterapia para manter saturação de O$_2$ > 92%
- Corticosteroides sistêmicos (se não houve resposta inicial, uso prévio oral, gravidade clínica)

↓ Resposta parcial/não respondeu

- Mantenha o tratamento acima e associe ipratrópio inalatório
- Sulfato de Magnésio 2g EV dose única
- Considerar β2-agonistas injetáveis (terbutalina, adrenalina)

↓ Refratariedade às medidas clínicas

Considerar Ventilação Mecânica Invasiva

Doses de tratamento	
Oxigenoterapia suplementar (indicado em pacientes hipoxêmicos)	Saturação alvo > 92% (> 94-95% em gestantes e cardiopatas)
Agonistas beta-2-adrenérgicos	■ Salbutamol (aerossol 100 mcg/puff): 4-8 puffs a cada 20 minutos na primeira hora, sendo posteriormente espaçadas com intervalo mínimo de 1 hora até melhora funcional; ■ Terbutalina (ampola 0,5 mg/ml): 150-250 µg SC ou IM até 6/6h ■ Adrenalina (ampola 1 mg/ml): 0,3-0,5 mg IM ou SC
Anticolinérgico	■ Brometo de ipratrópio: 40 gotas (500 µg) ou 4-8 puffs (400-600 µg) a cada 20 minutos por 3 doses e, após, com intervalo de 2-4 horas até melhora funcional
Corticosteroides	■ Prednisona: 40-60 mg/dia ■ Metilprednisolona: 40 mg 2-3x/dia; ■ Hidrocortisona: 200-400 mg/dia
Sulfato de magnésio (ampolas de 10% e 50%)	2g* diluídos em 100 ml de soro fisiológico, infundir endovenoso em 20 minutos; *4 ml de sulfato de magnésio a 50% ou 2 ampolas de sulfato de magnésio a 10%

SC = subcutânea; IM = intramuscular.

Algumas considerações: os broncodilatadores inalatórios são sempre a primeira escolha, devido a capacidade de atingir a dose adequada no parênquima pulmonar mais rapidamente e sem efeitos colaterais indesejáveis como pode ocorrer no caso das medicações endovenosas. No caso da terbutalina, ela é indicada em casos críticos, como nos casos de tórax silente, onde a biodisponibilidade via inalatória não é adequada. Em pacientes instáveis hemodinamicamente deve-se aplicá-la intramuscular, devido à má absorção via subcutânea.

O uso rotineiro da adrenalina é desencorajado devido a uma série de efeitos adversos, como arritmias e isquemia miocárdica, principalmente se administrada endovenosa. Pode ser útil nos casos de broncoespasmo relacionados a anafilaxia ou angioedema.

Referências

1. Barbas CSV, Ísola AM, Farias AM de C, Cavalcanti AB, Gama AMC, Duarte ACM, et al. Recomendações brasileiras de Ventilação Mecânica 2013. Revista Brasileira de Terapia Intensiva. 2014; 26 (2,3).

2. Dos Santos Valiatti, J. L.; Gomes do Amaral, J. L.; Dos Reis Falcão, L. F. Ventilação Mecânica - Fundamentos e Prática Clínica. Editora Guanabara Koogan, 2. ed. 2021.

3. Duan, J., Chen, L., Liu, X. *et al.* An updated HACOR score for predicting the failure of noninvasive ventilation: a multicenter prospective observational study. *Crit Care* 26, 196 (2022). https://doi.org/10.1186/s13054-022-04060-7.

4. Grasselli, G., Calfee, C.S., Camporota, L. *et al.* ESICM guidelines on acute respiratory distress syndrome: definition, phenotyping and respiratory support strategies. *Intensive Care Med* 49, 727–759 (2023). https://doi.org/10.1007/s00134-023-07050-7.

5. Guyton, A.C. e Hall J.E.– Tratado de Fisiologia Médica. Editora Elsevier. 13ª ed., 2017.

6. Mauri T. Personalized Positive End-Expiratory Pressure and Tidal Volume in Acute Respiratory Distress Syndrome: Bedside Physiology-Based Approach. Crit Care Explor. 2021 Jul 13;3(7):e0486. doi: 10.1097/CCE.0000000000000486.

7. Parrillo, J; Dellinger, RP. Critical Care Medicine: Principles of diagnosis and management in the adult. Elsevier, 5th edition, 2019.

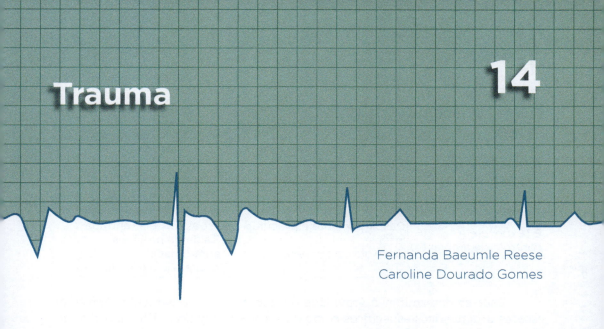

Trauma

Fernanda Baeumle Reese
Caroline Dourado Gomes

O trauma é responsável por uma das principais causas de óbito na população mundial, principalmente em países de baixa e média renda como o Brasil, onde também representa a segunda maior causa de incapacidade da população.

O ATLS (*Advanced Trauma Life Suport*), protocolo preconizado no atendimento ao trauma, traz o mnemônico ABCDE, uma forma esquematizada de avaliar o paciente, que possibilita a identificação precoce de lesões ameaçadoras da vida. Essa avaliação é iniciada no pré-hospitalar e deve ser continuada na sala de emergência e até mesmo no ambiente de terapia intensiva.

ABCDE DO TRAUMA	O que avaliar	Diagnósticos diferenciais de lesões ameaçadoras da vida
A (Via aérea e estabilização cervical)	Patência de vias aéreas; Estabilização de coluna cervical	Presença de corpo estranho, sangramentos ou secreções; Fraturas faciais, laringe ou traqueia
B (Respiração e ventilação)	Posição da traqueia; Expansão de caixa torácica; Ausculta pulmonar; Turgência jugular;	Pneumotórax hipertensivo Hemotórax maciço Pneumotórax aberto Lesões traqueobrônquicas
C (Circulação e controle de hemorragia)	Alteração de nível de consciência; Pele pálida e fria; Pulso fraco e rápido; Frequência cardíaca, pressão arterial e tempo de enchimento capilar	Hemorragias externas (partes moles); Hemorragias internas (tórax, abdome, retroperitônio, pelve e ossos longos)

(Continua)

(Continuação)

ABCDE DO TRAUMA	O que avaliar	Diagnósticos diferenciais de lesões ameaçadoras da vida
D (Avaliação do status neurológico)	Escala de Coma de Glasgow; Avaliação de pupilas; Sinais de lateralização; Nível de lesão medular	Lesões estruturais Hipoperfusão cerebral Intoxicação exógena (álcool, drogas)
E (*Exposure* e controle de ambiente)	Despir paciente e procurar lesões; Controle da temperatura	Hipotermia; Lesões de pele (entrada e saída de projéteis, hematomas); Fraturas de extremidades

Pode-se determinar a gravidade do doente politraumatizado através de escores prognósticos específicos como o *Injury Severity Score* (ISS) e o *Trauma Injury Severity Score* (TRISS). Além disso, escores prognósticos de doentes críticos em geral como o *Simplified Acute Physiology Score 3* (SAPS 3) e o *Sequential Organ Failure Assessment* (SOFA – calculado diariamente) também apresentam boa performance preditiva nessa população de pacientes.

Manejo de via aérea e ventilação

Não fornecer uma adequada oxigenação do sangue é a principal e mais rápida causa de morte dos pacientes politraumatizados. Assegurar uma via aérea pérvia e uma adequada ventilação é essencial. Durante a avaliação inicial, por exemplo, uma resposta verbal clara e sem ruídos indica patência de via aérea, uma adequada ventilação e boa perfusão cerebral.

Pacientes com alteração do nível de consciência frequentemente necessitam de uma via aérea definitiva, isto é, um tubo posicionado na traqueia com o balonete insuflado abaixo das cordas vocais. Este procedimento assegura via aérea, fornece oxigênio suplementar e evita broncoaspiração. Em paciente com lesões faciais por queimaduras e com potencial lesão por inalação, deve-se avaliar intubação orotraqueal preemptiva pelo alto risco de acometimento de vias aéreas por edema. Segue-se outras indicações de via aérea definitiva:

- Trauma maxilofacial complexa: Hemorragia, edema, secreções, perda de sustentação da via aérea (fratura de mandíbula bilateral)
- Trauma cervical: Lesões vasculares com hematoma compressivo; lesões de laringe/traqueia com obstrução ou sangramento em árvore traqueobrônquica
- Trauma laríngeo: Tríade: rouquidão + enfisema subcutâneo + fratura palpável

Na sequência, avalia-se a ventilação do paciente. Ela pode ser afetada por obstrução de via aérea, alteração da mecânica ventilatória e por depressão do sistema nervoso central. Após intubado, o paciente deve ser colocado em ventilação mecânica, atentando sempre para complicações.

Trauma torácico

O acometimento torácico é frequente no paciente politraumatizado. Entender a cinemática do trauma é essencial para avaliar as lesões e gravidades esperadas. Algumas dessas lesões requerem intervenção urgente. Elas podem variar desde fraturas de costela a tórax instável, pneumotórax simples a pneumotórax hipertensivo, entre outras. Lembrando que algumas delas devem ser diagnosticadas e/ou tratadas já no exame primário: pneumotórax hipertensivo, tórax aberto, tamponamento cardíaco, lesão aórtica e tórax instável.

Doença	Mecanismo	Clínica	Tratamento	Imagem
Pneumotórax hipertensivo	Entrada de ar contínua entre as pleuras, com aumento da pressão, desvio de mediastino, colapso pulmonar, redução do retorno venoso, causando choque circulatório	Ausência de murmúrio vesicular no lado afetado; taquicardia; hipotensão; desvio contralateral da traqueia; turgência de jugulares (diagnóstico clínico)	Toracocentese de alívio*; Drenagem torácica *Punção com Jelcoâ 14/16 G no 5° espaço intercostal entre a linha axilar anterior e média, borda superior da costela inferior	
Pneumotórax aberto	Presença de lesão torácica maior do que dois terços do diâmetro da traqueia, fazendo com que o ar entre preferencialmente pela lesão	Dor torácica e diminuição de murmúrio vesicular no lado afetado; entrada e saída de ar ruidosa pela ferida (> 2/3 do diâmetro da traqueia); Hipoventilação, pneumotórax e hipoxemia	Curativo de 3 pontas; Tratamento cirúrgico	

(Continua)

(Continuação)

Doença	Mecanismo	Clínica	Tratamento	Imagem
Tamponamento cardíaco	Acúmulo de sangue no espaço pericárdico de forma aguda, causando restrição no enchimento de câmaras direitas	Tríade de Beck (Hipotensão, abafamento de bulhas cardíacas e turgência jugular); pulso paradoxal	Pericardiocentese de alívio; Drenagem cirúrgica	Pericardial sac
Hemotórax maciço	Lacerações pulmonares; lesões do mediastino ou de vasos intercostais	Redução de murmúrio vesicular e macicez à percussão do tórax; Diminuição do retorno venoso; colapso pulmonar	Drenagem torácica; Abordagem cirúrgica se: saída de mais de 1,5 L de sangue imediatamente após a drenagem OU débito maior que 200 ml/h por 3 horas consecutivas	Partially collapsed lung, Parietal pleura, Visceral pleura, Blood in pleural space

(Continua)

(Continuação)

Doença	Mecanismo	Clínica	Tratamento	Imagem
Lesão traumática de aorta torácica	Desaceleração; Ferimentos penetrantes	Alargamento de mediastino no raio-X; Desvio da traqueia para a direita; Hemotórax à esquerda; Fratura de primeiros arcos costais Diagnóstico por angiotomografia;	Controle de frequência cardíaca (FC < 100 bpm) e pressão arterial (sistólica < 100 mmHg); Avaliar uso de B-bloqueadores EV até Tratamento cirúrgico ou endovascular	
Tórax instável	Dois ou mais arcos costais contíguos apresentam fraturas em dois ou mais pontos → movimento paradoxal de segmento da parede torácica	Alteração da mecânica ventilatória; Contusão pulmonar adjacente - Hipoxemia e dispneia devido ao efeito shunt	Tratamento de suporte: O_2 suplementar, analgesia adequada, fisioterapia respiratória, balanço hídrico neutro/ negativo;	

A analgesia otimizada é essencial no manejo do trauma torácico, pois além do conforto do paciente, facilita a expansibilidade pulmonar e o clareamento de secreções, evitando, assim, complicações como atelectasia e pneumonia, que levam à maior morbimortalidade. Deve-se avaliar a necessidade de ventilação mecânica invasiva.

Choque e controle de hemorragias

Após assegurar via aérea e uma adequada ventilação no paciente, deve-se avaliar sinais precoces de choque, como taquicardia e vasoconstrição periférica. O paciente politraumatizado pode apresentar choque hemorrágico e não hemorrágico. Causas não hemorrágicas: choque cardiogênico (contusão miocárdica), tamponamento cardíaco, pneumotórax hipertensivo, choque neurogênico, choque medular e choque séptico (horas após o trauma).

O choque hemorrágico é a causa mais comum de choque no politraumatizado. É dividido em 4 classes, baseado no quadro clínico, a fim de estimar a perda sanguínea.

Sinais e sintomas de choque hemorrágico por classe				
Parâmetros	Classe I	Classe II (leve)	Classe III (moderada)	Classe IV (grave)
Perda sanguínea estimada	< 15%	15 - 30%	31 - 40%	> 40%
Frequência cardíaca	⇔	⇔/↑	↑	↑/↑↑
Pressão arterial	⇔	⇔	⇔	↓
Pressão de pulso	⇔	↓	↓	↓
Frequência respiratória	⇔	⇔	⇔/↑	↑
Débito urinário	⇔	⇔	↓	↓↓
Escala de Coma de Glasgow	⇔	⇔	↓	↓
BE (base excess)	0 a -2	-2 a -6	-6 a -10	-10 ou menos
Necessidade de hemotransfusão	Monitorar	Possível	Sim	Protocolo de transfusão maciça

Adaptada do "Advanced trauma life support : student course manual. 10th ed. Chicago, Il: American College Of Surgeons; 2018"

Choque oculto é definido como uma inadequada oxigenação tissular apesar de dados vitais normais. Ele ocorre por causa dos mecanismos compensatórios que são ativados na fase inicial do choque. Para fazer seu diagnóstico o paciente deve apresentar: lactato > 2 mmol/l ou BE < -3 mmol/l **E** PAS > 90 mmHg e frequência cardíaca < 120 bpm. Fazer seu diagnóstico precoce é importante para predizer desfechos e otimizar o manejo inicial de pacientes politraumatizados sem estarem em franco estado de choque.

Deve-se lembrar ainda a importância de investigar e tratar precocemente a hipocalcemia no trauma. Recentemente o cálcio foi adicionado à tríade letal, devido à sua importância em diversas reações metabólicas, tornando-a no "diamante letal do trauma", formado pelos seguintes braços:

- Hipotermia: Diminui metabolismo hepático do citrato presente em hemocomponentes. O citrato age como quelante de cálcio, diminuindo sua concentração sérica
- Acidose: Hipocalcemia está associado com baixos níveis de pH, retardando a formação de coágulos
- Coagulopatia: Cálcio é cofator de reações em todas as vias da cascata da coagulação
- Hipocalcemia: Níveis de cálcio diminuem devido a perda sanguínea – transfusão sanguínea diminui ainda mais os níveis séricos devido ao citrato presente nas bolsas. Além disso propicia queda do débito cardíaco devido a disfunção dos miócitos

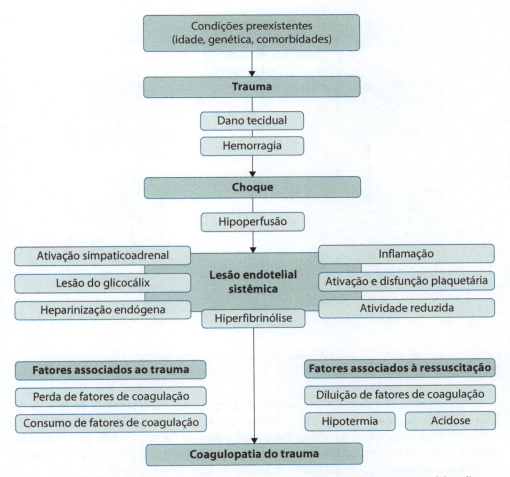

Figura adaptada do "The European guideline on management of major bleeding and coagulopathy following trauma: fifth edition. Critical Care"

Atualmente o manejo do sangramento grave é conhecido como "estratégia de controle de danos", isto é, baseado em intervenções rápidas e essenciais para controle do sangramento e reversão do choque, podendo já ser iniciadas no atendimento pré-hospitalar: expansão volêmica inicial; compressão de sítios de sangramento ativo (uso de torniquete, se necessário); fixação provisória da pelve. No intra-hospitalar, o paciente é reavaliado seguindo a sequência ABCDE, sendo esta avaliação parada no "C" quando há sinais de sangramento.

A infusão do ácido tranexâmico tem como objetivo minimizar o estado hiperfibrinolítico. Deve ser administrado da seguinte forma: dose de ataque de 1 grama em 10 minutos, se paciente está em uma janela de tempo £ 3 horas do trauma; seguida de uma dose de 1 grama durante 8 horas, em bomba de infusão, diluir em SF0,9% 250ml. Segue um esquema de avaliação e manejo inicial do paciente na sala de emergência:

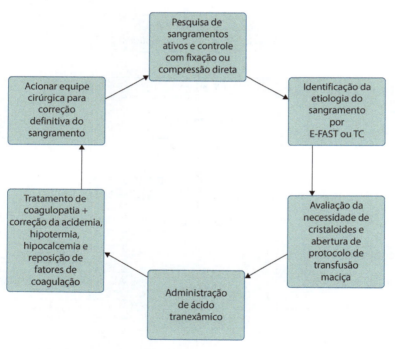

E-FAST = Extended Focused Assesment with Sonography for Trauma; TC = Tomografia Computadorizada.

Exames laboratoriais de admissão: gasometria arterial, hemograma, TAP, KPTT, tipagem sanguínea, fibrinogênio, função renal, eletrólitos e eletrocardiograma. Não se deve aguardar exames laboratoriais para realizar manejo inicial. Por exemplo, a hemoglobina e o hematócrito imediatamente após o trauma costumam estar normais, mas diminuem na sequência.

Sinais clínicos e do mecanismo de trauma são capazes de predizer hemorragia profusa e a necessidade de transfusão maciça, especialmente quando:

- Shock Index (frequência cardíaca/pressão arterial sistólica) > 1,2
- ABC Score ≥ 2

Fatores que pontuam: frequência cardíaca > 120 bpm (1), pressão arterial sistólica < 90 mmHg (1), FAST positivo (1), lesão traumática penetrante (1)

O objetivo da ressuscitação volêmica é recuperar a perfusão orgânica e a oxigenação tissular. A administração de cristaloides na fase inicial gira em torno de 1 litro, avaliando a resposta do paciente. A administração de fluidos em excesso é deletéria e pressões do sistema vascular mais elevadas podem perpetuar o sangramento. Por isso, pacientes com choque hemorrágico principalmente decorrentes de ferimentos penetrantes, valores de pressão arterial sistólica de 80-90 mmHg (hipotensão permissiva) podem ser tolerados, transitoriamente, até controle do sangramento, desde que: não haja sinais de hipoperfusão cerebral e não haja evidências de traumatismo cranioencefálico ou lesão medular aguda (hipotensão permissiva é contraindicada).

Hemotransfusão precoce deve ser considerada em pacientes com choque hemorrágico grau III e IV. Seu objetivo é restaurar a capacidade do volume intravascular de carrear oxigênio. Transfusão maciça se enquadra naqueles pacientes que necessitem mais de 10 unidades de concentrados de hemácias nas primeiras 24 horas da admissão ou mais de 4 unidades em 1 hora. Sugere-se que a proporção de transfusão dos hemocomponentes seja feita na proporção 1:1:1, isto é, 1 concentrado de hemácias, para 1 plasma fresco congelado, para 1 plaqueta. Considere também a infusão de fibrinogênio ou uso de sangue total.

Inicialmente pode haver normalização dos sinais vitais e débito urinário. Porém, deve-se atentar a outras variáveis como base excess, lactato sérico e saturação venosa central a fim de identificar o choque oculto.

Trauma abdominal e pélvico

Lesões abdominais e pélvicas são causas frequentes de hemorragias. São divididas em contusa e penetrante e, dependendo da área, podemos suspeitar de lesões específicas. O diagnóstico de sangramento intra-abdominal deve ser ativamente procurado.

Tratamento de lesões contusas dependem do *status* hemodinâmico e das lesões presentes. Naqueles pacientes que apresentem lesões com evidências de contaminação da cavidade abdominal, a instituição de antibioticoterapia deve ser feita o mais rápido possível. Traumas penetrantes habitualmente recebem tratamento cirúrgico.

Fraturas pélvicas ocorrem em traumas de altíssima energia, sendo, portanto, de elevada morbimortalidade. O sangramento é mais comumente decorrente de plexos venosos. A perda da integridade do anel pélvico leva a um aumento da complacência do retroperitônio, permitindo que volumes superiores à volemia do paciente se acumulem nesse espaço. Se fratura for considerada instável, deve-se proceder com sua contenção, a fim de conter o processo de sangramento para o retroperitônio até sua redução cirúrgica.

Trauma cranioencefálico

O trauma cranioencefálico (TCE) está entre os mais comuns tipos de trauma. O objetivo principal no tratamento é prevenir lesões secundárias. Para atingir este objetivo e melhorar o desfecho do paciente, deve-se assegurar uma adequada oxigenação e manter uma pressão arterial suficiente para assegurar uma pressão de perfusão cerebral adequada (PPC 60-65 mmHg). A gravidade do TCE pode ser classificada de diversas formas, sendo uma das mais comuns a que classifica de acordo com a Escala de Coma de Glasgow (ECG): leve (13-15); moderado (9-12) e grave (3-8).

Diagnóstico	Lesão	Clínica	Imagem
Fratura de base de crânio	Fratura de lâmina cribiforme, parte petrosa dos ossos temporais, osso esfenoide, occipital	"Sinal do guaxinim", Sinal de Battle; Rinorreia/otorreia; Hemotímpano; Paralisia de nervo craniano;	
Hematoma epidural	Lesão de artéria meníngea média; Lesão de seio venoso	Intervalo lúcido entre o trauma e o rebaixamento de nível de consciência	

(Continua)

(Continuação)

Diagnóstico	Lesão	Clínica	Imagem
Hematoma subdural	Cisalhamento de pequenos vasos do parênquima	Cefaleia, confusão mental, sonolência, coma	
Contusões cerebrais	Pode ser decorrente de agressão direta do parênquima (afundamento de crânio) ou pelo movimento do encéfalo dentro da caixa craniana; Presente na maioria das vezes nas regiões frontal e temporal	Perda de consciência, alteração de nível de consciência, amnésia, déficit neurológico focal, sintomas depende da extensão da lesão e região acometida	
Hemorragia subaracnóidea traumática	Rompimento de pequenos vasos piais	Cefaleia, sinais de irritação meníngea, alteração de nível de consciência, clínica depende da extensão do sangramento	

Para evitar lesões secundárias, especialmente na fase aguda (primeiros 5-7 dias), deve-se tomar uma série de medidas.

Síndrome da hipertensão intracraniana: Caracterizada por uma elevação sustentada (> 5 minutos) da pressão intracraniana (PIC) acima de 20-22 mmHg. Tem diversas etiologias: TCE, hemorragias, edema cerebral secundário ou não a alterações vasculares ou tumores.

A monitorização da PIC pode ser realizada através de um cateter intraventricular ou parenquimatoso, objetivando manter a PIC menor que 20mmHg e uma PPC (pressão de perfusão cerebral equivalente a PAM subtraída da PIC) entre 60-70; Antes de qualquer tomada de decisão, deve-se garantir que o ponto zero está a nível do meato acústico externo para a medida de PIC ser fidedigna.

Medidas de neuroproteção		
Posicionamento do paciente	Cabeceira elevada; Cabeça em posição neutra e centralizada	Auxilia no retorno venoso
Normotensão	Manter PAM necessária para manter pressão de perfusão cerebral entre 60-65 mmHg	Usar droga vasoativa se necessário
Saturação	Manter SaO_2 > 92%	PEEP não é contraindicada em pacientes hipoxêmicos, desde que não interfira no retorno venoso
Normocapnia	$PaCO_2$ 35-40 mmHg	Hipercapnia faz vasodilatação cerebral
Normotermia	Temperatura 36°-37°C	Hipertermia é deletéria
Normoglicemia	Alvo 140-180 mg/dL	Hipoglicemia é deletéria
Sedoanalgesia	RASS 0-2	Reduz consumo energético (Preferência ao propofol)
Ressuscitação volêmica	Solução fisiológica 0,9%; Manter natremia 145-150 mEq/L	Soluções balanceadas são contraindicadas
Medidas clínicas para hipertensão intracraniana	PIC > 20-22 mmHg por mais de 5 minutos	Drenagem de líquido cefalorraquidiano através de derivação ventricular externa; Solução salina hipertônica*; Manitol 0,2 a 1g/kg peso; Hiperventilação transitória (PCO_2 30-35mmHg); Craniectomia descompressiva nos casos refratários

*Sugestão: 3 ampolas de NaCl 20% diluído em 100 ml de soro fisiológico em 10 minutos

A tromboprofilaxia neste grupo de pacientes pode ser indicada após 48 horas do trauma, com hematomas estáveis há 24 horas em tomografia de crânio seriada.

O uso de anticonvulsivante profilático é recomendado nos primeiros 7 dias nos seguintes casos: ECG < 10; contusão cortical extensa; hematomas (epidural, subdural e intraparenquimatoso); fratura com afundamento; trauma penetrante; crise convulsiva nas primeiras 24 horas do TCE. A droga recomendada é a fenitoína: dose de ataque endovenosa de 15-20 mg/kg, seguida de manutenção de 300 mg/dia.

Trauma raquimedular

O manejo inicial do paciente suspeito de fratura de coluna envolve a imobilização cervical com o uso do colar cervical e mobilização em bloco, com a finalidade de evitar agravamento de lesões existentes ou instalação de novas.

Lesões a nível ou acima de T6 podem causar perda do tônus simpático e levar ao choque neurogênico, isto é, perda do tônus simpático que leva à vasodilatação sistêmica, levando a um choque distributivo. Suspeitar sempre nos pacientes com trauma de coluna associado a hipotensão não fluidorresponsiva. A ausência de taquicardia na presença de hipotensão é uma pista importante. O uso precoce de vasopressores podem ser necessários no manejo hemodinâmico desses pacientes. O manejo na UTI visa evitar lesões secundárias que causem pior prognóstico neurológico e para tratamento das complicações do trauma.

O choque medular é o estado de paralisia flácida que pode ocorrer após o trauma medular e pode durar de dias a semanas. As funções motora, sensitiva, autonômica e os reflexos ficam abolidos no nível da lesão e abaixo. Exame neurológico detalhado é necessário para avaliação e seguimento de lesões. Abaixo temos a classificação de Frankel que classifica o déficit abaixo do nível da lesão:

Classificação	Motricidade	Sensibilidade
Frankel A	Ausente	Ausente
Frankel B	Ausente	Presente
Frankel C	Presente não útil	Presente
Frankel D	Presente útil	Presente
Frankel E	Normal	Normal

Na fase aguda da lesão medular é recomendado manter PAM entre 95-90 mmHg, com a finalidade de manter pressão de perfusão medular, com o uso de vasopressores se necessário. É recomendado manter normóxia (saturação de oxigênio ≥ 90%).

Em lesões acima de T6, há o risco de episódios de vasoconstrição e hipertensão (disreflexia autonômica) após estímulos nociceptivos abaixo do nível da lesão.

Em lesões acima de C5 há o comprometimento da musculatura respiratória - podendo surgir até mesmo 48 horas após a lesão, sendo que episódios de atelectasia e pneumonia são frequentes. Lesões cervicais altas podem demandar ventilação mecânica permanente. Muitos destes pacientes são submetidos a traqueostomia precoce (< 7 dias, em média), procedimento que reduz tempo de internamento em UTI e de ventilação mecânica.

O paciente vítima de trauma raquimedular tem alto risco de desenvolver lesões por pressão, devendo, portanto, atentar-se para mudança de decúbito e outros fatores associados. A reabilitação motora e respiratória deve iniciar já dentro da UTI, alinhando um plano terapêutico junto ao paciente e familiares.

Trauma de extremidades

A prioridade é controlar o sangramento. O uso do torniquete ressurgiu com o intuito de priorizar a retirada rápida da vítima do local, reduzindo o tempo de transporte da vítima até o centro especializado. Assim, concomitantemente, há também a redução do tempo de uso do mesmo, reduzindo seu efeito colateral mais grave - necrose de extremidades. É indicado em caso de lesões não passíveis de compressão direta. Deve-se evitar seu uso por mais de 1 hora, sendo necessário uma pressão de no mínimo 250 mmHg em membros superiores e 400 mmHg em membros inferiores. Após controle do sangramento, é necessário avaliar a viabilidade do membro lesado.

Por fim, as lesões de extremidades podem cursar com complicações infecciosas. Deve-se realizar profilaxia de tétano, quando indicada, além de instituição de antibioticoprofilaxia até fixação da mesma, avaliando grau de exposição (exposta ou não) e espectro de germes que deseja cobrir.

Principais complicações de lesões de extremidades			
Doença	**Clínica**	**Tratamento**	**Ilustração**
Síndrome compartimental	Lesões de extremidades + dor desproporcional ao exame e/ou alterações de sensibilidade e/ou paresia; *Edema e sinais de hipoperfusão do membro são sinais **tardios**	Fasciotomia; Amputação (em casos de necrose)	
Rabdomiólise	Lesão de grandes massas de tecido muscular + CPK > 5.000 U/L* + Insuficiência renal aguda + mioglobinúria	Ressuscitação volêmica: manter normovolemia; Hemodiálise (controle de hipercalemia, azotemia)	
Embolia gordurosa traumática	Fratura de ossos longos/ pelve; Acometimento pulmonar + alterações neurológicas + petéquias	Suporte às disfunções orgânicas; Fixação precoce da fratura	

* Rabdomiólise pode ocorrer com níveis de CPK (creatinofosfoquinase) menores, porém é menos comum.

Referências

1. American College Of Surgeons. Advanced trauma life support: student course manual. 10th ed. Chicago, Il: American College Of Surgeons; 2018.

2. B.M.I. Cabral, S.N. Edding and J.P. Portocarrero et al., Rhabdomyolysis, Disease-a-Month, 2020 Aug, https://doi.org/10.1016/j.disamonth.2020.101015.

3. César Pontes de Azevedo L, Utino Taniguchi L, Paulo Ladeira J, Adler Maccagnan Pinheiro Besen B, editors. Medicina Intensiva - Abordagem Prática. 5ª Ed. Editora Manole.

4. De Oliveira, Mirella Cristine; Baeumle Reese, Fernanda; Cavalcanti Gallindo, Marcos Antonio (ed.). **Trauma**. Rio de Janeiro: Atheneu, 2023. ISBN 978-65-5586-785-5.

5. Ditzel, Ricky Michael, et al. "A Review of Transfusion- and Trauma-Induced Hypocalcemia." Journal of Trauma and Acute Care Surgery, vol. 88, no. 3, Mar. 2020, pp. 434–439, https://doi.org/10.1097/ta.0000000000002570.

6. Shehu, A., et al. "Definition of Occult Hypoperfusion in Trauma: A Systematic Literature Review." Injury, Jan. 2023, https://doi.org/10.1016/j.injury.2023.01.024. Accessed 20 Jan. 2023.

7. Spahn, Donat R., et al. "The European Guideline on Management of Major Bleeding and Coagulopathy Following Trauma: Fifth Edition." Critical Care, vol. 23, no. 1, 27 Mar. 2019, link.springer.com/content/pdf/10.1186%2Fs13054-019-2347-3.pdf, https://doi.org/10.1186/s13054-019-2347-3.

8. Tisherman, Samuel A., and Deborah M. Stein. "ICU Management of Trauma Patients." Critical Care Medicine, vol. 46, no. 12, Dec. 2018, pp. 1991–1997, https://doi.org/10.1097/ccm.0000000000003407.

9. Wray, Jesse P., et al. "The Diamond of Death: Hypocalcemia in Trauma and Resuscitation." The American Journal of Emergency Medicine, vol. 41, no. 41, 1 Mar. 2021, pp. 104–109, www.sciencedirect.com/science/article/pii/S0735675720311852, https://doi.org/10.1016/j.ajem.2020.12.065.

O sistema cardiovascular 15

Amanda Cardoso
Ângelo Aparecido de Barros Junior

Composto por coração e vasos sanguíneos, o sistema cardiovascular possui como função realizar a circulação do sangue pelo corpo, carreando nutrientes e hormônios e removendo resíduos como ureia e CO_2. Além disso, sua função mais avaliada e vítima de intervenções no ambiente de UTI, o sistema é responsável pelo transporte e distribuição de oxigênio para células e tecidos.

Essa entrega de O_2 (DO_2) pode ser avaliada pela fórmula que se segue:

$$DO_2 = DC \times CaO_2$$

Débito Cardíaco (DC): Volume sistólico × Frequência cardíaca

O VS depende de três fatores para ser otimizado, são eles:

1. Pré-Carga: definida como a pressão máxima de estiramento dos miócitos antes de sua contração, depende do volume sanguíneo que chega à câmara avaliada;
2. Pós-Carga: resumidamente, é a resistência a ser vencida pela câmara para ejeção do conteúdo intracavitário;
3. Contratilidade: é a medida da força e coordenação do batimento cardíaco.

Estas variáveis podem ser avaliadas, direta ou indiretamente, pela ultrassonografia e alguns exames laboratoriais.

A manipulação da pré-carga se pauta, principalmente, no manejo volêmico, e, invasivamente, pode ser avaliada continuamente pela pressão venosa central (PVC), inserindo um transdutor em uma via livre de um cateter central inserido em veia jugular interna ou subclávia. Há divergências sobre um ponto de corte que indique fluidorresposividade ou fluidonecessidade, mas geralmente valores inferiores a 8 mmHg indicam hipovolemia. Se, por um lado, a manipulação de PVCs mais baixas se dá com infusão de fluidos (geralmente soluções cristaloides), por outro, valores mais altos, quando relacionados a congestão sistêmica, podem ser tratados com diuréticos, como a furosemida.

Quando pensamos em pós-carga, é necessário ter em mente a resistência vascular. Sem um tônus adequado nos vasos, o volume ejetado pelo coração se acomodaria nestes, sem garantir adequada perfusão aos tecidos. Em contrapartida, uma resistência muito elevada impede o esvaziamento adequado do ventrículo, também levando a hipoperfusão. Uma maneira de extrapolar a medida desta variável é através da aferição da pressão arterial, mais confiável quando realizada através de um cateter intra-arterial, seja periférico ou central.

Drogas vasoativas são as ferramentas mais disponíveis para manipulação da variável. Cita-se as vasopressoras, responsáveis pelo aumento do tônus vascular. A droga de primeira escolha, dentre estas, salvo exceção, é a norepinefrina. Vasopressina é a associação mais comum, mas também há a dopamina que, em doses > 10 mcg/kg/min, estimula receptores alfa-adrenérgicos, gerando vasoconstrição periférica.

Para redução da resistência vascular, fazendo vasodilatação, tem-se o nitroprussiato e a nitroglicerina, ambos disponíveis em doses tituláveis quando em bomba infusora.

Por último, temos a contratilidade cardíaca, parte essencial na ejeção do sangue aos tecidos. A baixa contratilidade, além de reduzir a perfusão global devido a redução do volume sistólico, pode gerar congestão sistêmica devido a diminuição do retorno venoso. Além de métodos invasivos para auxílio na contratilidade, como o balão intra-aórtico, o médico também pode lançar mão de inotrópicos para melhoria desta, sendo os principais a dobutamina (beta1-agonista), a milrinona (inibidor da fosfodiesterase 3) e o levosimedan (sensibilizador do cálcio).

Atente-se que os inotrópicos também causam vasodilatação, levando a redução da pré e pós-carga, sendo assim, estas devem ser corrigidas antes do início destas medidas, mesmo que com vasopressores.

Conteúdo Arterial de O_2 (CaO_2): ($1,34 \times Hb \times SaO_2$) + ($0,0031 \times PaO_2$)

1. Hb: hemoglobina, célula carreadora de oxigênio aos tecidos, pode ser medida diretamente por exame laboratorial;
2. SaO_2: saturação arterial de oxigênio, mede a porcentagem de O_2 ligado a hemoglobina. Sua medida se dá pelo oxímetro de pulso ou por gasometria arterial;
3. PaO_2: pressão parcial de O_2, representa o oxigênio dissolvido no plasma. Vale ressaltar que sua representação na entrega de O_2 aos tecidos é

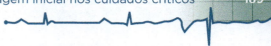

mínima, como demonstrado pela sua multiplicação pela fração expressa acima. Sua medida se dá por gasometria arterial.

Note que a hemoglobina nem sempre se associa diretamente a pré-carga, como será exposto na abordagem ao choque hemorrágico.

Apesar da validade da análise quantitativa da fórmula do DO_2, sua análise qualitativa já é de grande auxílio na prática clínica. Tendo em vista que o conceito de choque hemodinâmico como a desproporção entre oferta e demanda de oxigênio pelos tecidos, o entendimento do exposto é primordial para o manejo desta condição, tão comum nas UTIs.

Choque hemodinâmico

Choque hipovolêmico/hemorrágico

Caracterizado pela perda volêmica através de sangue ou desidratação intensa, traz como principal impacto a diminuição da pré-carga, levando ao déficit na DO_2. Sua etiologia pode ser hemorrágica, causada por trauma, grandes cirurgias, aneurismas, entre outros, ou não-hemorrágica, através da perda de fluidos por diarreia ou vômitos graves, queimaduras extensas e outros processos inflamatórios, como pancreatite ou peritonite.

Nestes quadros, a diminuição da pré-carga pode ser avaliada pela redução da pressão venosa central, redução da saturação venosa central de O_2, hipotensão, taquicardia, entre outros.

A adequada anamnese e compreensão da história clínica do paciente tem importância fundamental no direcionamento do tratamento. Em grandes perdas sanguíneas, por exemplo, o valor absoluto da hemoglobina pode demorar a apresentar alterações, o que de forma alguma deve atrasar a oferta de hemocomponentes ao paciente. Abaixo, adaptamos a tabela de avaliação do choque hemorrágico trazida pelo ATLS, a fim de auxiliar na tomada de decisão.

Parâmetro	Grau 1	Grau 2	Grau 3	Grau 4
Perda estimada	< 15%	15 - 30%	31 - 40%	> 40%
Frequência Cardíaca	=	= / +	+	+++
Pressão arterial	=	=	= / -	-
Pressão de pulso	=	-	-	-
Frequência Respiratória	=	=	= / +	+
Débito Urinário	=	=	-	—
Glasgow	=	=	-	-
Déficit de Base	0 a -2 mEq/L	-2 a -6 mEq/L	-6 a -10 mEq/L	-10 mEq/L ou menor
Transfusão Sanguínea	Monitorar	Provável	Necessário	Protocolo de Transfusão Maciça

Em casos de choque hemorrágico, desencadeado por trauma, o uso de ácido tranexâmico é indicado até 3 horas após o evento, na dose de ataque de 1 g, em *bolus*. Após isso, faz-se a manutenção com mais 1 g, em bomba infusora, devendo ser administrado em 8 horas. Deve-se atentar também a necessidade de transfusão de plaquetas, plasma fresco e crioprecipitado, evitando a hemodiluição destes componentes e visando cessar o sangramento.

Por último, em casos não hemorrágicos, a reposição volêmica pode ser realizada com soluções cristaloides.

Choque cardiogênico

Definido por uma insuficiência circulatória aguda causada pela incapacidade de o coração bombear o sangue adequadamente para os tecidos, pode ser causada por IAM, arritmias, insuficiência valvar, TEP maciço, entre outros.

Além do suporte hemodinâmico com vasopressores e inotrópicos, é de suma importância a correção da causa. Aqui também se deve ter cuidado ao lançar mão dos inotrópicos, uma vez que o aumento da contratilidade também leva a um aumento do consumo de O_2 pelo órgão. Em casos como de IAM, onde a oferta sanguínea ao coração se encontra prejudicada, aumentar a necessidade de energia requerida pelo miocárdio pode agravar o quadro.

Choque obstrutivo

Manifestado quando há obstrução do fluxo sanguíneo, seja em grandes vasos ou nas câmaras cardíacas, de forma que há aumento excessivo da pós carga e/ou redução da pré-carga.

As causas deste choque incluem TEP maciço, tamponamento cardíaco, pneumotórax hipertensivo e estenose valvar grave. Repare que, em todos estes casos, há aumento da pressão intratorácica globalmente ou de forma segmentar, levando ao colapso hemodinâmico.

Da mesma forma que no choque cardiogênico, se faz necessária a correção da causa, além do suporte hemodinâmico, com as ressalvas já apontadas. Entretanto, em caso de pneumotórax hipertensivo ou tamponamento cardíaco, a pleurocentese ou cardiocentese de alívio estão indicadas e podem ser realizadas a beira-leito.

Choque distributivo

Caracterizado pela distribuição inadequada do fluxo sanguíneo, podendo apresentar volume sanguíneo total adequado ou não, é o choque cuja fisiopatologia mais varia entre suas etiologias, como demonstrado a seguir.

- **Choque séptico:** ocorre quando, em vigência de um quadro séptico, o paciente apresenta má perfusão refratária a volume, necessitando de drogas vasoativas. Causado por uma resposta desregulada a uma infecção, caracteriza-se por redução da resistência vascular sistêmica, disfunção mitocondrial e aumento da permeabilidade vascular. Seu tratamento se pauta no início precoce de antibióticos (primeira hora após a identificação ou suspeita do quadro), reposição volêmica com cristaloides (20 mL/kg) e suporte com vasopressores e, possivelmente, inotrópicos. A coleta de duas hemoculturas e de cultura do sítio provável deve ser feita, preferencialmente, antes do início da antibioticoterapia, mas não deve atrasar sua oferta.

- **Choque anafilático:** também caracterizado por uma resposta desregulada do organismo, é desencadeado por algum alérgeno. Esta reação é mediada por IgE, levando a liberação de mediadores inflamatórios, como prostaglandinas, histaminas e leucotrienos. Além do suporte hemodinâmico com fluidoterapia e vasopressores, o uso de corticoides e adrenalina intramuscular é recomendado, principalmente em casos de edema de glote que pode levar a insuficiência respiratória.

- **Choque neurogênico:** decorre de uma lesão do sistema nervoso central, geralmente a nível medular, sendo o trauma raquimedular uma das principais causas, junto com lesões encefálicas e complicações em anestesias epidural e raquidiana. Seu tratamento, além da resolução ou estabilização da lesão causadora, também se dá com suporte hemodinâmico com fluidos e vasopressores.

- **Choque endócrino:** sendo a insuficiência adrenal seu principal representante, é relacionado a disfunções endócrinas agudas. Crises tireotóxicas também podem causar o quadro. Estas alterações geram vasodilatação sistêmica grave, devido perda do tônus simpático.

Apesar das particularidades exploradas, a redução da resistência vascular sistêmica, o aumento da permeabilidade vascular, associado a disfunção na microvasculatura são pontos comuns na fisiopatologia deste choque. Em casos específicos, como na sepse, podemos encontrar disfunção miocárdica associada, o que justifica o uso de inotrópico nestes casos.

A seguir, segue tabela simplificando os perfis de choque hemodinâmico com suas variáveis:

Choque	PAM	DC	RVS	SvO$_2$	Lactato
Hipovolêmico	Reduzida	Reduzido	Aumentado	Reduzido	Aumentado
Cardiogênico	Reduzida	Reduzido	Aumentado	Reduzido	Aumentado
Obstrutivo	Reduzida	Reduzido	Aumentado	Reduzido	Aumentado
Distributivo	Reduzida	Aumentado ou normal	Reduzido	Aumentado ou normal	Aumentado

Taquiarritmias

Como vimos, a frequência cardíaca é ponto formador do débito cardíaco, mas, apesar do que se pode inferir pela fórmula, sua relação nem sempre é diretamente proporcional. Uma frequência cardíaca muito elevada não permite enchimento adequado das câmaras cardíacas, o que prejudica o volume sistólico e, consequentemente, o débito cardíaco. Sendo assim, taquiarritmias podem ser letais e é de vital importância sua correta identificação e manejo. O ponto comum de todas estas é a FC maior que 100 bpm.

Taquicardia supraventricular: ocorre quando, no ECG, há ausência de ondas P, complexo QRS estreito, com intervalo RR regular. Pode ser causada por situações de estresse metabólico, como hipovolemia, febre, dor, entre outros. Seu manejo, além da reversão da causa, ou na ausência de melhora apesar da reversão, é iniciado com manobra vagal. Adenosina pode ser empregada, na dose de 6 mg, podendo ser repetida com 12 mg, mais duas vezes, com pelo menos 3 minutos de intervalo entre cada administração. É importante avisar ao paciente que a medicação desencadeia uma "sensação de quase morte".

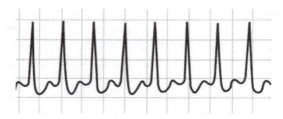

Figura 15.1. Taquicardia Supraventricular.
Fonte: Textbook of Intensive Care, 2023.

Fibrilação Atrial/Flutter Atrial: também podem ser causadas por estresse metabólico, como doença cardíaca isquêmica, valvopatias, álcool, cocaína, entre outros. A fibrilação, no ECG, caracteriza-se por ausência de ondas P, complexo QRS estreito e intervalo RR irregular. No caso do *flutter*, sua identificação se dá pela presença de um padrão serrilhado prévio ao complexo QRS. A essas ondas, chamamos de ondas 'f'.

O tratamento da fibrilação atrial é mais capcioso. Primeiro, deve-se diferenciar entre quadro agudo ou crônico, sendo 48 horas o corte. Em casos crônicos sem critérios de instabilidade, a reversão do ritmo é contraindicada, devendo-se apenas realizar o controle de frequência. Estudos mostram que o alvo de FC menor que 110 em repouso pode ser tolerado em pacientes sem comprometimento da função ventricular ou assintomáticos. Caso contrário, pode-se usar como meta a FC < 80 em repouso e 110 em esforços moderados.

O controle da FC é feito, geralmente, com beta bloqueadores, como o metoprolol. Bloqueadores não di-hidropiridínicos dos canais de cálcio, como o diltiazem e o verapamil, também podem ser considerados. O uso de digoxina pode ser uma alternativa em pacientes com insuficiência cardíaca crônica.

Em casos agudos, a reversão do ritmo está indicada e pode ser feita quimicamente ou através da cardioversão elétrica. Quimicamente, pode-se usar amiodarona, na dose de 300 mg (2 ampolas), diluída em 250 mL de SF ou SG 5%, e administrada em 20-30 minutos, com posterior impregnação em bomba infusora. A cardioversão elétrica deve ser feita de maneira sincronizada, iniciando em 50 J e aumentando a carga até a reversão. Para reversão de ritmo em casos crônicos é necessária a realização de uma ecocardiografia transesofágica para descartar a existência de trombos causados pelo turbilhonamento do sangue dentro da câmara.

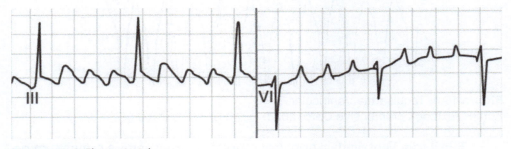

Figura 15.2. *Flutter* Atrial.
Fonte: Textbook of Intensive Care, 2023.

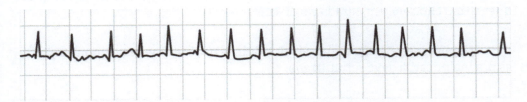

Figura 15.3. Fibrilação Atrial.
Fonte: Textbook of Intensive Care, 2023.

Taquicardia Ventricular: causada por distúrbios hidreletrolíticos, IAM, cardiomiopatia, intoxicação, entre outros, caracteriza-se pela ausência de ondas P, com complexo QRS alargado, geralmente com intervalo RR regular. Uma vez identificada, deve-se checar o pulso do paciente, uma vez que pode ser ritmo de parada cardíaca. A reversão do ritmo, aqui, é mandatória e também pode ser feita quimicamente ou eletricamente.

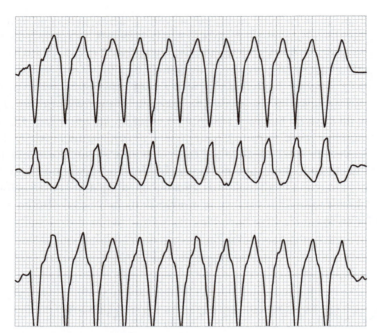

Figura 15.4. Taquicardia Ventricular.
Fonte: Textbook of Intensive Care, 2023.

Fibrilação Ventricular: principal causa de morte súbita, é sempre um ritmo de parada cardíaca e, portanto, deve ser desfibrilada eletricamente de forma imediata, além, claro, das demais medidas para reanimação. Neste caso, a carga em desfibriladores bifásicos é de 200 J e, em monofásicos, 360 J, como em qualquer ritmo chocável em parada cardíaca.

Importante: Se não for possível definir se um cardioversor é mono ou bifásico, a maior carga deve ser utilizada.

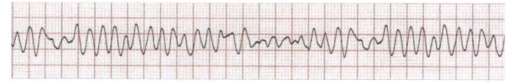

Figura 15.5. Fibrilação Ventricular.
Fonte: ACLS, 2020.

Independente da taquiarritmia, se o paciente apresentar qualquer sinal de instabilidade hemodinâmica, a cardioversão elétrica é obrigatória. Entre os sinais de instabilidade, cita-se dispneia, dor torácica, rebaixamento do nível de consciência e hipotensão grave.

A sedação consciente e analgesia são recomendadas em pacientes que possam aguardar sua administração. Em emergências, sua aplicação é dispensada.

Bradiarritmias

Arritmias caracterizadas por FC menor que 60 bpm, podem resultar de alterações do nó sinusal, bloqueios atrioventriculares (BAVs) ou outras disfunções de condução cardíaca.

Bradicardia Sinusal

Comum em atletas e pacientes hipotireóideos, é identificada pela FC < 60, com ondas P precedendo todos os complexos QRS, com intervalos PR < 200 ms. Casos assintomáticos dispensam tratamento.

BAV de 1º Grau

Identificado por um intervalo PR > 200 ms no ECG, é geralmente benigno e dispensa tratamento.

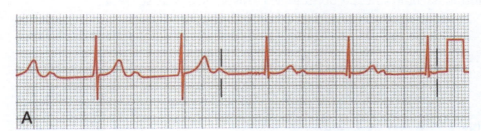

Figura 15.6. BAV de 1° Grau.
Fonte: Textbook of Intensive Care, 2023.

BAV de 2º Grau

1. **Mobitz tipo I:** ocorre quando há progressivo aumento do intervalo PR até que uma onda P não desencadeie um complexo QRS. Geralmente assintomático ou pouco sintomático;

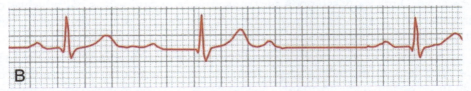

Figura 15.7. BAV de 2° Grau, Mobitz tipo I.
Fonte: *Textbook of Intensive Care*, 2023.

2. **Mobitz tipo II:** não há aumento progressivo do intervalo PR, mas algumas ondas P não serão seguidas pelo complexo QRS. Devido à ausência de padrão na anomalia, esse tipo é mais grave e pode progredir para um BAV total.

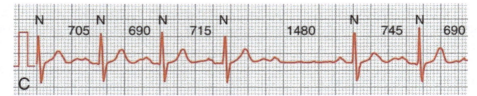

Figura 15.8. BAV de 2° Grau, Mobitz tipo II.
Fonte: *Textbook of Intensive Care*, 2023.

BAV de 3º Grau (Total)

Há uma total dissociação entre as ondas Ps e os complexos QRSs, sendo os intervalos PP e RR constantes. Geralmente, cursa com bradicardia severa e seus sintomas, como síncope, dor torácica e dispneia e pode ser fatal.

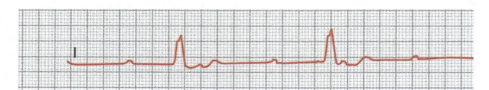

Figura 15.9. BAV de 3° Grau.
Fonte: *Textbook of Intensive Care*, 2023.

O manejo das bradiarritmias é feito corrigindo-se a causa da condição. Além disso, vale ressaltar que bradicardias leves e assintomáticas podem dispensar tratamento nos casos citados. Farmacologicamente, podemos lançar mão de *bolus* de atropina na dose de 0,5 mg EV, com máximo de 3 mg. Em casos refratários, o uso de bombas infusoras com adrenalina ou dopamina podem estar indicados, apesar da evidência não ser tão robusta.

Em casos mais graves e, em especial, no BAVT, o uso de marca-passo se faz necessário. O marca-passo pode ser transcutâneo, usando-se as pás adesivas do cardioversor, intravenoso, com inserção através de uma punção central ou definitivo, inserido cirurgicamente.

É necessário atentar-se às causas reversíveis das bradiarritmias, uma vez que, por exemplo, distúrbios do potássio e intoxicação por betabloqueadores ou digitálicos podem levar ao quadro. Nestes casos, o uso de marca-passos temporários é alternativa valorosa.

Infarto agudo do miocárdio

Ocorre quando há desproporção entre oferta e consumo de oxigênio pelo miocárdio, podendo ser causado por vasoespasmo, aumento desproporcional da demanda de oxigênio e, mais comumente, por rotura de placa aterosclerótica ou trombos.

O diagnóstico pauta-se, basicamente no tripé de sintomas clínicos, alterações eletrocardiográficas e marcadores de lesão cardíaca. O sintoma mais comum é a dor torácica, em aperto, com piora ao esforço, irradiando para MSE, dorso ou mandíbula. Além disso, é necessário estar atento aos equivalentes anginosos, como a dispneia.

As alterações que podem estar presentes no eletrocardiograma incluem a elevação ou depressão do segmento ST, inversão da onda T ou aparecimento da onda Q, indicando morte tecidual. Além disso, bloqueio de ramo esquerdo novo não é incomum. Em pacientes com BRE prévio, a diferenciação entre IAM ou não é realizada pelos critérios de Sgarbossa.

O principal biomarcador recomendado para identificação do infarto é a troponina, devendo ser medida na avaliação inicial e após 3 e 6 horas.

As medidas iniciais incluem monitorização e o suporte hemodinâmico, analgesia e antiagregação plaquetária. A analgesia pode ser realizada com dipirona e paracetamol, mas apresenta melhor resposta ao uso de morfina e nitratos (isossorbida, nitroglicerina, etc.). O tratamento adequado da dor, além do conforto, controla a resposta adrenérgica e vasoconstrição consequente, melhorando o quadro.

A antiagregação plaquetária deve ser dupla na maioria dos casos. Inicia-se com Aspirina, na dose de 300 mg como ataque e manuntenção com 100 mg/dia. A segunda classe é a de inibidores do P2Y12, como o clopidogrel. A dose deste é de 300-600 mg VO, atentando a ajuste na alteração da função renal.

Em centros com possibilidade imediata de estudo anatômico por cateterismo, o uso do clopidogrel pode ser postergado até o procedimento, uma vez que, em casos cirúrgicos de revascularização, seu uso contraindica o procedimento.

A anticoagulação terapêutica também se faz necessária na maioria dos casos e pode ser realizada com heparina não fracionada ou de baixo peso molecular.

O uso de estatina comprovadamente reduz o risco de novos eventos coronarianos, e pode ser iniciado nas primeiras 24 horas.

Betabloqueadores e inibidores da ECA ou BRAs são indicados em pacientes sem disfunção ventricular direita.

Dito isso, a única terapia que realmente impacta na mortalidade é a reperfusão miocárdica através de cateterismo com colocação de *stent* ou revascularização cirúrgica e esses tratamentos devem ser realizados no menor tempo possível.

Referências

1. GUYTON, Arthur C. Tratado de Fisiologia Médica. 14. ed. Rio de Janeiro: Elsevier, 2016.

2. Vincent, J. L. et al. Textbook of Intensive Care. 8 ed. Elsevier, 2023.

3. Camn, A. J. et al. The ESC Textbook of Cardiovascular Medicine, 3. ed. OUP Oxford, 2018.

4. Joglar JA, et al. 2023 ACC/AHA/ACCP/HRS Guideline for the Diagnosis and Management of Atrial Fibrillation: A Report of the American College of Cardiology/American Heart Association Joint Committee on Clinical Practice Guidelines. Circulation. 2024 Jan 2;149(1):e1-e156. doi: 10.1161/CIR.0000000000001193. Epub 2023 Nov 30.

5. Byrne RA, et al. ESC Scientific Document Group. 2023 ESC Guidelines for the management of acute coronary syndromes. Eur Heart J. 2023 Oct 12. doi: 10.1093/eurheartj/ehad191. Erratum in: Eur Heart J. 2024 Apr 1;45(13):1145. doi: 10.1093/eurheartj/ehad870. PMID: 37622654.

6. SURVIVING SEPSIS CAMPAIGN. Guidelines on the management of severe sepsis and septic shock. 3. ed. 2021.

7. ADVANCED TRAUMA LIFE SUPPORT. ATLS: Advanced Trauma Life Support for Doctors. 10. ed. Chicago: American College of Surgeons, 2018.

8. ADVANCED CARDIAC LIFE SUPPORT. ACLS Provider Manual. 2020.

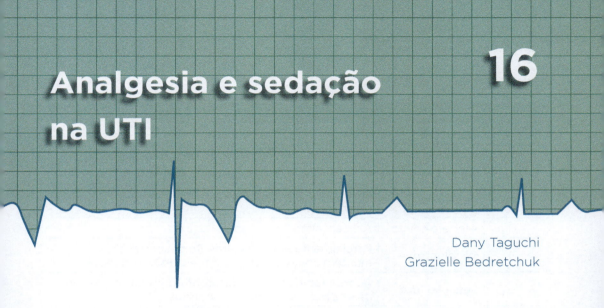

Analgesia e sedação na UTI

Dany Taguchi
Grazielle Bedretchuk

Sedação

A base do tratamento da agitação do paciente em ventilação mecânica envolve além do tratamento da doença crítica, a razão do sofrimento (como dor, ansiedade, *delirium*). O tratamento da agitação deve ser feito com o objetivo de promover conforto ao paciente.

No momento de escolha dos sedativos devemos considerar: a etiologia da agitação, a farmacodinâmica e farmacocinética da droga escolhida e avaliar a associação de mais classes medicamentosas.

O nível de sedação deve ser guiado por escores validados, como RASS (Tabela 16.1). O alvo de sedação deve ser monitorado frequentemente, evitando o excesso e objetivando o conforto em um paciente acordado e alerta. A sedação excessiva prolonga o tempo de ventilação mecânica e piora os desfechos do paciente. Podemos utilizar algumas ferramentas para evitar o abuso de sedação: doses intermitentes de medicação, o despertar diário e protocolos específicos de despertar.

Tabela 16.1. Escala de RASS

Pontos	Classificação	Descrição
+4	Agressivo	Violento, perigoso, combativo
+3	Muito agressivo	Conduta agressiva, remoção de tubos ou cateteres
+2	Agitado	Movimentos sem coordenação frequentes
+1	Inquieto	Intranquilo, ansioso, mas sem movimentos vigorosos ou agressivos
0	Alerta e calmo	Alerta, calmo
-1	Sonolento	Parcialmente alerta, facilmente despertável e mantém contato visual por mais de 10 segundos
-2	Sedação leve	Acorda rapidamente e faz contato visual com o som da voz por menos de 10 segundos
-3	Sedação moderada	Movimento ou abertura dos olhos ao som da voz, mas sem contato visual
-4	Sedação profunda	Não responde ao som da voz, mas movimenta ou abre os olhos com estimulação física
-5	Incapaz de ser despertado	Não responde ao som da voz ou ao estímulo físico

Propofol

É um anestésico venoso, usado para indução e manutenção de sedação. Possui metabolização hepática e eliminação renal. Sua meia-vida é dependente do tempo de infusão da droga.

Possui mais de um mecanismo de ação proposto. Ele potencializa a ação inibitória central do GABA em seu receptor tipo A, bloqueia o canal iônico no tecido cortical cerebral e nos receptores nicotínicos centrais, e exerce efeito inibitório sobre a sinalização de lisofosfatidato em receptores de mediadores lipídicos.

No SNC reduz o metabolismo cerebral, fluxo sanguíneo e PIC; possui atividade anticonvulsivante, sendo capaz de suprimir o EEG. Gera depressão respiratória e apneia. No sistema cardiovascular leva a depressão miocárdica direta devido vaso e venodilatação periférica, reduzindo entre 15 a 30% a PAS, PAD e PAM.

Indicação	Dose	Administração
Indução anestésica	1,5-2,5 mg/kg	Bolus IV
Sedação	25-75 mcg/kg/min	IV contínuo - BIC

Midazolam

É um benzodiazepínico de curta duração, usado para sedação, ansiólise. É 94-97% ligado a proteínas plasmáticas e tem meia-vida de 1 a 5 horas.

Reduz o metabolismo cerebral e o fluxo sanguíneo, mas não chega a produzir supressão no EEG. Causa depressão respiratória dose-dependente. Reduz a RVS e a PA.

O início de ação ocorre em 1,5 a 5 minutos, tendo seus efeitos máximos observados em 20 a 60 minutos.

A dosagem preconizada, em infusão venosa, é de 0,03 a 0,2 mg/kg/h.

Cetamina

Seu mecanismo de ação se dá principalmente como antagonista dos receptores NMDA, produzindo um estado de anestesia dissociativa; caracterizada pela inibição do sistema talamocortical (analgesia profunda e amnésia) e ativação do sistema límbico (sonhos delirantes).

O tempo de meia-vida é de 2 a 3 horas. Os metabólitos são excretados em sua maioria por via renal.

Doses de 0,1 a 0,5 mg/kg IV produzem efeitos analgésicos.

Gera elevação da PA e do tônus muscular, abertura dos olhos, aumento do consumo de O_2 pelo miocárdio e depressão respiratória mínima. É um broncodilatador potente, podendo ser usado para tratar broncoespasmo refratário.

Quando administrada, gera dissociação nos primeiros 15 segundos e a anestesia ocorre em 30 segundos. A anestesia dura 5 a 10 minutos. Os efeitos analgésicos duram de 20 a 45 minutos.

Etomidato

Apresenta perfil hemodinâmico favorável, sendo utilizado para induções nas quais a estabilidade hemodinâmica seja necessária.

O mecanismo de ação consiste na interação com os receptores $GABA_A$.

Sua metabolização ocorre no fígado. O uso de etomidato está associado à supressão da síntese de cortisol.

A duração da hipnose induzida pelo etomidato, é dependente da dose, durando em média de 3 a 5minutos.

A dose média de indução é de 0,3 mg/kg.

Dexmedetomidina

É um agonista alfa-adrenérgico superseletivo. Comparado à clonidina, é oito vezes mais 2 seletiva.

O uso da dexmedetomidina possui efeitos sedativos, ansiólise, analgesia moderada e hipotensão.

Sua administração deve ser em bomba de infusão. A dose deve ser titulada individualmente. A dose de infusão contínua de manutenção é entre 0,2 a 0,7 mcg/kg/h.

Clonidina

É um alfa-agonista com alta especificidade para os receptores $\alpha 2$. Possui ação sedativa, ansiolítica, simpatolítica e antissialogoga.

Dose é de 1 mcg/kg EV em *bolus* lento.

Haloperidol

É um antipsicótico utilizado para o controle de sintomas da agitação psicomotora.

A dose de 5 mg (VO, IV, IM ou SC) pode ser repetida a cada > 15 minutos até o alívio dos sintomas, a dose máxima é de 30 mg/dia.

Não necessita de ajuste de dose em caso de insuficiência renal ou hepática.

Flumazenil

É um antagonista competitivo específico dos benzodiazepínicos. A reversão depende da dose relativa de agonistas e antagonistas. Tem duração de aproximadamente 1 hora.

Uma dose única de 0,1 a 0,3 mg de flumazenil garante cerca de 45 a 90 minutos de antagonismo principalmente do efeito sedativo.

Analgesia

A dor é um dos principais sintomas dentro da UTI, gerando desconforto e consequências a curto e longo prazo. Devemos avaliar a dor de todos os pacientes, incluindo aqueles em sedação contínua e ventilação mecânica, fazendo uso de escalas validadas. Além de utilizar a abordagem multimodal objetivando a diminuição do uso de opioides em alguns pacientes.

Avaliação da dor

Existem várias ferramentas validadas para avaliação da dor do paciente crítico. Em pacientes que conseguem se comunicar podemos usar a escala numérica de dor (Figura 16.1.). Já nos pacientes incapazes de se comunicar podemos fazer uso da escala BPS (*Behavioral Pain Scale*) (Figura15.2), na qual avaliamos três parâmetros do paciente e pontuamos cada um deles.

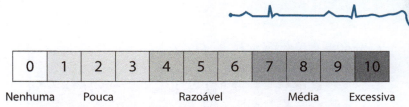

Figura 16.1. Escala numérica.

Tabela 16.2. Escala BPS - A pontuação fica entre 3 (sem dor) até 12 (dor máxima)

Escala comportamental da dor (BPS)	
Expressão facial	
Relaxada	1
Contraída parcialmente	2
Contraída totalmente	3
Careta/expressão facial de dor	4
Avaliação dos membros superiores	
Sem movimentos	1
Parcialmente flexionados	2
Flexão completa (inclusive dedos)	3
Totalmente retraídos	4
Adaptação à ventilação mecânica	
Tolerância adequada	1
Tosse, porém, sem perder a tolerância	2
Mal adaptado à ventilação mecânica (briga)	3
Incapacidade de adaptar-se à ventilação mecânica	4

Escada analgésica

A OMS propõe o escalonamento no tratamento da dor, seguindo os degraus da escada analgésica.

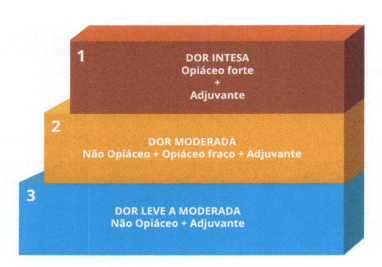

Figura 16.2. Degraus da escada analgésica.

Analgesia multimodal

Tem como objetivo o controle álgico a partir do uso de diferentes fármacos com mecanismos de bloqueio nociceptivo distintos utilizados conjuntamente em uma estratégia poupadora de opioide e com controle eficiente da dor.

A abordagem multimodal inclui o uso de analgésicos simples (dipirona e paracetamol) e doses controladas de AINES, além da associação de outros fármacos, como os agonistas alfa-adrenérgicos, cetamina, lidocaína e outros.

Morfina

Os opioides agem nos receptores mu e kappa centrais e periféricos, promovendo analgesia. É considerado um opioide forte.

Tem seu início de ação em cerca de 1-2 minutos, com pico de ação em 15 a 20 minutos, com duração de 4 a 6 horas.

Sua metabolização é hepática e exceção renal.

Pode ser sua administração de forma intermitente ou contínua, lembrando que infusões em *bolus* levam a vasodilatação e liberação de histamina, podendo gerar instabilidade hemodinâmica.

Dose em *bolus* de 2-5 mg e dose de manutenção de 0,05-0,1 mg/kg/h.

Metadona

É considerado um opioide forte. Apresenta menor incidência de náusea, vômito e prurido. Sua meia-vida possui grande variação na população, mas pode estar entre 12 a 120 horas.

A formulação endovenosa é cerca de duas vezes mais potente que a via oral.

Dose em *bolus* de 2-5 mg de duas a três vezes ao dia.

Fentanil

É um opioide 100× mais forte que a morfina. Possui início de ação em 5 minutos, porém usa duração é curta (30 a 60 minutos).

Em relação à morfina, possui uma vantagem de não ter metabolito ativo que gera acúmulo em situações de disfunção renal.

Não gera liberação de histamina, gerando maior estabilidade hemodinâmica.

Dose em *bolus* de 3-5 mcg/kg, manutenção de 0,5-5 mcg/kg/h.

Remifentanil

Possui uma potência maior que o fentanil em 1 a 2×. Apresenta rápido início de ação, fácil titulação e curta latência.

Gera alterações hemodinâmicas, como hipotensão arterial e bradicardia quando administrado em *bolus*.

A dose para intubação é de 3 a 5 mcg/kg e a dose de manutenção é de 0,05 a 0,3 mcg/kg/min.

Alfentanil

Tem seu pico de ação em cerca de 2 minutos, com rápida recuperação.

A dose recomendada é de 30-50 mcg/kg em *bolus*.

Naloxone

É um antagonista puro dos receptores gama, kappa e mu, fazendo a reversão não apenas da depressão respiratória, mas da analgesia. Seu efeito máximo é obtido em cerca de dois minutos por via endovenosa. Sua duração é curta (entre 30 e 45 minutos) podendo então haver recorrência da depressão respiratória.

Há risco de reversão abrupta dos efeitos simpaticolíticos dos opioides, com elevação da PA, FC e aumento do trabalho miocárdico.

Dose inicial de 0,4 a 2 mg EV para pacientes em apneia (em pacientes em respiração espontânea, mas hipoventilando a dose inicial pode ser de 0,05 mg). Repetir a dose se necessário após 3 minutos se não houver reversão do quadro. Doses maiores do que 5-10 mg são ineficazes.

Não opioides

Dipirona

O mecanismo de ação consiste na inibição da COX, com efeitos centrais e periféricos. Age tanto como analgésico, como antipirético.

Dose de 1.000-2.500 mg EV 1-4×/dia, lembrando que a dose máxima é de 5.000 mg/dia.

Paracetamol

O mecanismo de ação central inclui ativação indireta dos receptores CB1 do sistema canabinoide. Também possui atividade antipirética.

O início de ação leva entre 15 a 30 minutos após a administração, com duração do efeito por 4 a 6 horas.

Dose: 500 a 1.000mg a cada 8-6 h ou 750 mg a cada 4-6 h. A dose máxima é de 4 g/dia, se houver risco de hepatotoxicidade a dose máxima é 3 g/dia.

AINES

Agem inibindo a COX e consequentemente a síntese de prostaglandinas. Podem ser usados como uma parte da estratégia de analgesia multimodal.

Os AINEs devem ser administrados em um período curto, devido seus efeitos colaterais e possíveis toxicidades.

Eles são mais eficazes no controle da dor somática do que na de caráter visceral, apresentado uma eficácia maior nas dores provocadas por movimento.

Lidocaína

São bloqueadores de canal de sódio. Podem ser usados em infusão venosa, infiltração de ferida operatória ou em bloqueios regionais e de neuroeixo. Reduzem o consumo de opioides e melhoram a qualidade de analgesia.

Pode ser usada em bomba de infusão contínua, a dose varia de 1-2 mg/kg/hora.

Codeína

É considerado um opioide fraco, assim como o tramadol. A dose máxima é de 360 mg/dia.

Seus efeitos adversos consistem em retenção urinária, obstipação, náuseas e sonolência.

Gabapentina

É um alfa-2 delta ligante, modulando os canais de cálcio do corno dorsal da medula espinhal e em outros sítios do SNC reduzindo a liberação de neurotransmissores excitatórios. Possuem também atividade ansiolítica.

São bem indicados em dores crônicas e neuropáticas.

A dose usual é de 900 a 1.200 mg, VO, 3 vezes ao dia. A dose máxima é de 4.800 mg/dia.

Intubação sequência rápida

É o método de escolha para garantir a segurança da via aérea no paciente em emergência/UTI. A ISR envolve o uso de anestésicos seguidos pelo BNM, criando uma condição mais adequada para o paciente de estomago cheio e com risco de broncoaspiração.

A pré-oxigenação adequada permite um tempo maior para a intubação, sem que o paciente fique hipoxêmico de forma rápida.

Em caso de preditores de via aérea difícil deve-se haver planos alternativos para garantir a oxigenação do paciente.

7s Ps da Intubação Sequência Rápida

1. Preparação;
2. Pré-oxigenação;
3. Pré-tratamento;
4. Paralisia e indução;
5. Posicionamento;
6. Prova do posicionamento do tubo;
7. Pós-intubação.

Agentes da indução:

- Sedação:
  - Etomidato (0,2-0,4 mg/kg EV): efeito rápido e tempo de ação curto.
  - Propofol (2 mg/kg EV): início em 30-45 s, suprime reflexos de via aérea, induz apneia, duração de 5 a 10 minutos. Causa hipotensão devido vasodilatação venoarterial e efeito inotrópico negativo.
  - Cetamina (1-2 mg/kg EV): tempo de ação entre 45 a 60s e duração do efeito de 10 a 20 minutos. É uma das drogas mais hemodinamicamente estáveis disponível.
- Analgesia:
  - Fentanil (1-3 mcg/kg EV): infundir 3minutos antes da indução.
- Bloqueadores neuromuscular:
  - Succinilcolina (1-1,5 mg/kg EV): tempo de ação entre 30 a 60 segundos. A maioria dos pacientes apresenta fasciculações. Não utilizar em pacientes com hipercalemia.

- Rocurônio (1-1,2 mg/kg EV): tempo de ação em 55 a 75 segundos, com duração de efeitos de 53 a 73 minutos. Não traz problemas aos pacientes hipercalemicos.

Referências

1. Alexander JC. UpToDate [Internet]. www.uptodate.com. 2023 [cited 2024 Jun 1]. Available from: https://www.uptodate.com/contents/perioperative-uses-of-intravenous-opioids-specific-agents?search=remifentanil&source=search_result&selectedTitle=1%7E100&usage_type=default&display_rank=1.

2. Azevedo L. Medicina Intensiva Abordagem Prática. São Paulo: Manole, 2020.

3. Carneiro AF, Costa de Albuquerque MA, Rodrigues Nunes R. Bases Da Anestesia Venosa. Rio de Janeiro: Sociedade Brasileira de Anestesiologia, 2016.

4. Fuchs B. UpToDate [Internet]. www.uptodate.com. 2024 [cited 2024 Jun 1]. Available from: https://www.uptodate.com/contents/sedative-analgesia-in-ventilated-adults-management-strategies-agent-selection-monitoring-and-withdrawal?search=&source=history&graphicRef=79667#graphicRef79667.

5. Logar Mattos SL, Pereira de Azevedo M, Guimarães de Melo Cardoso M, Rodrigues Nunes R. Dor e Cuidados Paliativos. Rio de Janeiro: Sociedade Brasileira de Anestesiologia, 2018.

6. USP Medicina de Emergêncis. Via Aérea Na Emergência [Internet]. Emergência USP. 2019 [cited 2024 Apr 26]. Available from: https://www.emergenciausp.com.br/wp-content/uploads/2019/05/Protocolo-de-Via-A%C3%A9rea-na-Emerg%C3%AAncia-HCFMUSP-2019.pdf.

7. Vieira Junior JM, Prinz LH. Dor aguda no paciente crítico: revisitando a literatura. Brazilian Journal Of Pain. 2022;5(2).

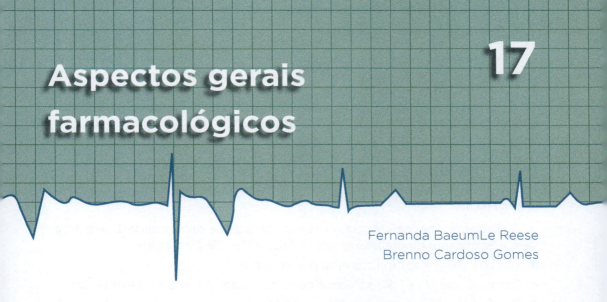

Aspectos gerais farmacológicos

Fernanda BaeumLe Reese
Brenno Cardoso Gomes

Bloqueadores neuromusculares (BNM)

Bloqueiam a transmissão de impulsos na junção neuromuscular, assim paralisando a musculatura esquelética. Bloqueiam a ligação da acetilcolina (Ach) na placa motora.

Indicações

- Falência respiratória com necessidade de IOT: usar BNM de meia-vida curta (rocurônio 0,6 a 1,2 mg/kg).
- Hipoxemia grave e refratária (PaO_2/FiO_2 < 100): BNM diminui trabalho respiratório e consumo de O_2.
- Casos de aissincronia com VM.
- Outras situações deletérias de movimentos involuntários ou aissincronias com VM: tétano, síndrome neuroléptica maligna, aumento grave da pressão intracraniana, síndrome compartimental abdominal.

Use com critério

O uso prolongado está associado a fraqueza muscular, polineuropatia, e desmame difícil de VM, expondo o paciente a maior risco de infecções relacionadas à assistência à saúde.

- **Cisatracúrio:** Diluição 5 ampolas de 10 mg/5 mL em 250 mL SG 5% (0,2 mg/mL). Manutenção: 1-5 mcg/kg/min.
- **Atracúrio:** Diluição: 5 ampolas de 50 mg em 250 mL SG 5% (1 mg/mL).
- **Pancurônio:** usado de maneira intermitente, a cada 4 horas na dose de 0,06-0,1 mg/kg, ampolas de 2mL com 2mg/mL.

Elaboração: equipe de intensivistas do Complexo Hospitalar do Trabalhador (CHT), Curitiba-PR – Mirella Cristine de Oliveira, Luiza Lange Albino, Cíntia Cristina Martins, Mariana Bruinje Cosentino, Fernanda Baeumle Reese, Flávia Castanho Hubert, Bruno Alcântara Gabardo e Lorena Macedo Araújo Miranda.

Controle da DOR em cenário de escassez

Cenário 1

Pacientes fora da VM ou em VM, mas capazes de se comunicar E sem droga vasopressora e/ou hipotensão arterial – Escala NRS de 2/2 ou 4/4h.

- Dor leve (NRS < 4): dipirona e/ou paracetamol.
- Dor moderada (4 ≤ NRS < 7): codeína ou tramadol VO ou EV intermitentes.
- Dor forte (NRS ≥ 7): morfina EV intermitente ou, se uso frequente, em infusão contínua.

Cenário 2

Pacientes em VM, incapazes de se comunicar, em que se pode avaliar comportamento (sem BNM ou sedação profunda) E sem droga vasopressora e/ou hipotensão arterial – Escalas BPS ou CPOT.

- Dor moderada (BPS ≥3 ou CPOT > 3): codeína ou tramadol EV intermitentes.
- Dor forte (BPS ≥ 5 ou persistência da dor na avaliação CPOT): morfina EV intermitente ou contínua.

Cenário 3

Pacientes em VM, incapazes de se comunicar, em que se pode avaliar comportamento (sem BNM ou sedação profunda) E com droga vasopressora e/ou hipotensão arterial – Escalas BPS ou CPOT.

- Dor moderada (BPS ≥3 ou CPOT>3): codeína ou tramadol EV intermitentes.
- Dor forte (BPS ≥ 5 ou persistência da dor na avaliação CPOT): fentanil EV ou análogos em infusão contínua.

Cenário 4

Pacientes sob VM e sedação profunda (particularmente em uso de BNM) – BIS se disponível.

- Utilizar a menor dose efetiva administrada anteriormente, quando a quantificação da dor era possível. OU
- Utilizar doses baixas a moderadas de opiáceos EV contínuos.

- DIPIRONA: 1g EV 6/6h. Dose máx: 4 g/d.
- PARACETAMOL: 1 g/dose. Dose máx: 4 g/dia.
- CODEÍNA: 30 a 60 mg de 6/6h. Dose máx: 360 mg/dia.
- TRAMADOL: 50 a 100 mg de 6/6 a 8/8h. Dose máx: 8 mg/kg ou 400 mg/d.
- MORFINA: 0,5 a 1 mg/kg de 4/4h. Dose máx: não há.
- METADONA: DOR = 2,5 a 10 mg 4/4h EV, VO, IM ou SC/Desmame Opiáceos = 10 mg 6/6h avaliar redução progressiva da dose e do intervalo a cada 24-48h. Dose máx: 120 mg/dia FENTANIL: início - 1 a 2 mcg/kg.
- Manut: 0,7 a 10 mcg/kg/h.
- REMIFENTANIL: início até 1,5 mcg/kg, 0,5 mcg/kg costuma ser suficiente). Manut: 0,5 a 15 mcg/kg/h.
- ALFENTANIL: início - 5 mg divididos em período de 10 min. Manut: 2 mg/h. (~30 mcg/kg/hora) Doses de até 0,5 a 10mg/hora foram utilizadas em ensaios clínicos.
- SUFENTANIL: início – não há recomendações de doses para pacientes críticos em VM. Manut: Infusão contínua recomendada em cirurgias longas:

Neurolepticos: controle de agitação e redução de necessidade de sedativos

- Monitorar diariamente *Delirium* (CAM-ICU ou ICDSC). Prevenir *Delirium* com terapias não farmacológicas.
- Atenção a administração EV: arritmia e QT longo.
- Haldol: Ataque: 0,5-10 mg IM ou EV – repetir até 3 vezes a cada 20 min. Manutenção: 2-10 mg IM ou EV 6/6h. Dose máx: 100 mg.
- Quetiapina: 25 a 200 mg de 8/8h. Dose máx: 1.200 mg/dia.
- Risperidona: 0,5-5 mg/dia – dose deve ser dividida em 12 em 12 horas. Dose máx: 5 mg de 12/12h.
- Prometazina: 25-50 mg/d IM. Dose máx: 100 mg/d, 1/2 ampola 6/6h IM.
- Levomepromazina: 0,25 mg/kg/dia VO - dose deve ser dividida em 12 em 12 horas. Dose Máx: 40 mg/d.
- Clorpromazina: 25 a 100 mg VO a cada 6 ou 8 horas ou 25 a 100 mg IM repetidas dentro 1 a 4h - até controle dos sintomas. Dose máx: 2 g/dia.

Tabela de diluição de drogas

- Midazolan 200 mg (4 amp 10 mL 0,37 mg/mL) + SG5% 250 mL
- Fentanil 2 mg (4 frascos 10 mL 3,7 mcg/mL) + SG5% 250 mL
- Propofol 100 mg (5 frascos 20 mL 10 mg/mL) – sem diluição
- Adrenalina 12 mg (12 amp 1 mL 0,04 mg/mL) + SG5% 250 mL
- Dopamina 250 mg (5 amp 0,8 mg/10 mL) + SG5% 250 mL
- Noradrenalina 32 mg (4 amp 8 mg 0,13 mg/mL) + SG5% 250 mL
- Dobutamina 250 mg (1 amp 12,5 mg/mL amp 20 mL)+ SG5% 250 mL
- Vasopressina 1 amp + SSI 200 mL em BI
- Clonidina 2,1 mg (7 amp 150 mcg/mL amp 1 mL) + SG5% 250 mL
- Nitroglicerina 50 mg (1 amp de 5 mg/mL 10 mL) + SG5% 250 mL
- Nitroprussiato 50 mg (1 amp 25 mg/mL em 2 mL) + SG5% 250 mL
- Cisatracúrio 20 mg (5 amp de 2 mg/mL em 5 mL) + SG 5% 250 mL
- Morfina 40 mg (4 amp de 10 mg, 0,2 mg/mL) + 250 mL SF 0,9%
- Esmolol 2,5 g (1 amp de 250 mg/mL 10 mL) + 250 mL SF 09%
- Dexmedetomidina 4 mL (2 amp 100 mcg/mL 2 mL) +250 mL de SF0,9%
- Insulina Regular 50 UI + 50 mL SSI
- Atracúrio (2,5 mg /10 mL) 25 mg (Diluir 10 ampolas em 250 mL 1 mg/mL)+ SG5% 250 mL
- Cetamina (50 mg/mL 2 mL) Diluir 5 ampolas em 250 mL de SG5% 1-2 mg/kg/h
- Amiodarona 300 mg (2 amp) + SF 100 mL infundir em 30 minutos (Ataque)
- Amiodarona 900 mg (6 amp) + SG5% 250 mL Infundir em BIC a 18mL/h por 6 horas e após 9 mL/h por 18 h.

    **** Diluir drogas em SSI quando paciente neurológico ****

Manejo de Broncoespasmo

Para pacientes com COVID 19 em broncoespasmo, podemos utilizar Salbutamol spray (contraindicado nebulização) ou injetável como primeira opção para broncodilatação associado ou não à terbutalina. Outras medidas como sulfato de magnésio e aminofilina tornam-se necessário caso o paciente permaneça com clínica de broncoespasmo refratário ás demais medidas.

Para pacientes intubados com broncoespasmo, preferir sedação com propofol e/ou cetamina.

Medidas como ventilação não invasiva, pelo risco de dispersão de aerossol, devem ser evitadas. Em caso de necessidade de uso de corticoterapia, preferir uso de metilprednisolona EV 62,5 mg ao dia ou prednisona 40 mg VO ao dia.

SABA/Salbutamol:

- Indicação: broncoespasmo.
- Dose/via: **4-10 puffs repetir a cada 20 min por 1 hora**- Inalatório.

Terbutalina

- Indicação: broncoespasmo.
- Dose/via: **0,25 mg/dose** a cada 20 min por 3 doses – max 0,75 mg/24 horas SC
  Ampola 0,5 mg/mL 1 mL.
  Avaliar necessidade de Terbutalina endovenosa (em Bomba de infusão).
  Diluir 10 ampolas em SG 5% 500 ml (0,01 mg/mL).
  Iniciar 42 mL/h, podendo aumentar até 120 mL/h.

Sulfato de Magnésio 50%:

- Indicação: Hipoxemia e broncoespasmo persistente – FAZER USO PRECOCE.
- Dose/via: 25 - 50 mg/kg - 500mg/mL.
  NA PRÁTICA: **2 gramas (4 mL) EV em 20 minutos** diluído em 50 mL SF 0,9%,
  pode-se repetir em 20 minutos
  OU 10-20 mg/kg/hora em BIC - média 1.000 mg/hora – **2 mL/hora em BIC.**

Cetamina

- Indicação: refratário às demais medidas/usar como sedativo broncodilatador
  juntamente com Propofol já na indução se paciente precisar de sedação desde
  o início.
- Dose: 0,5-1 mg/kg em 2-4 minutos, seguido de infusão de 0,5 a 3 mg/kg por hora
  em BIC.
- Cetamina (50 mg/mL 2mL) – Diluir 4 ampolas em 250 mL de SG5% 1-2 mg/kg/h.

Aminofilina

- Indicação: refratário às demais medidas.
- Dose/via: bolus 5-6 mg/kg em 20 minutos seguido de 0,6-0,9 mg/kg/hora em
  BIC.
- NA PRÁTICA: média 70 kg – 350 mg em 20 minutos seguido de 56 mg/hora em
  BIC.
  - Idosos: 0,4 mg/kg/hora.
  - ICC ou hepatopatia: 0,2 mg/kg/hora.

Referências de "Manejo de Broncoespasmo"

1. Matthay M, Aldrich J, Gotts J. Treatment for severe acute respiratory distress syndrome from COVID-19, March 2020.
2. Gales A, et al. Ketamine: Recent Evidence and Current Uses. World Federation of Societies of Anaesthesiologists. 2018
3. Fanta C, Acuteexacerbationsofasthmainadults: Emergencydeparmentandinpatientmanagente – UpToDate Access 28/03/2020
4. GINA Report, Global Strategy for Asthma Management and Prevention, 2019
5. Dalcin P, Perin C. Manejo da asma aguda em adultos na sala de emergência: evidências atuais - Serviço de Pneumologia do Hospital de Clínicas de Porto Alegre (HCPA) - Faculdade de Medicina, Universidade Federal do Rio Grande do Sul (UFRGS), 2008
6. Terbuteline: drug informations – UpToDate Access 28/03/2020

Profilaxia cirúrgica

PROCEDIMENTO	ANTIBIÓTICO	DOSE NA INDUÇÃO ANESTÉSICA	INTERVALO		DURAÇÃO
			INTRA-OPERATÓRIO	PÓS-OPERATÓRIO	
Estética: Abdominoplastia, Blefaroplastia, Dermolipectomia, Lipoaspiração, Mamoplastia, Redutora, Otoplastia, Ritidoplastia	Opcional: Cefazolina	2 g IV	1 g IV 4/4h	Não indicado	Intra-operatório
Estética com prótese	Cefazolina	2 g IV	1 g IV 4/4h	Não indicado	Intra-operatório
Cirurgias de mão: Bridas, Sindactilia	Opcional: Cefazolina	2 g IV	1 g IV 4/4h	Não indicado	Intra-operatório
Reparadora: Craniofacial (congênita, trauma) Microcirurgia, Reconstrução de mama	Cefazolina	2 g IV	1 g IV 4/4h	Não indicado	Intra-operatório
Cirurgia de mama: Nodulectomia, Quadrantectomia, Mastectomia	Cefazolina	2 g IV	1 g IV 4/4h	Não indicado	Intra-operatório

Continua

Continuação

PROCEDIMENTO	ANTIBIÓTICO	DOSE NA INDUÇÃO ANESTÉSICA	INTERVALO INTRA-OPERATÓRIO	INTERVALO PÓS-OPERATÓRIO	DURAÇÃO
Cirurgia Ginecológica: Histerectomia Abdominal/Vaginal: Ooforectomia, Miomectomia, Panhisterectomia, Perineoplastia, Cistocele, Retocele, Uretrocistopexia	Cefazolina	2 g IV	1 g IV 4/4h	Não indicado	Intra-operatório
Instalação de Marcapasso	Cefazolina	2 g IV	1 g IV 4/4h	1 g IV 8/8h	24h
Próteses: Quadril, Joelho e outras Checar urocultura e tratar, se necessário no pré-operatório	Cefazolina	2 g IV	1 g IV 4/4h	1 g IV 8/8h	24h
Artroscopia	Não indicado				
Artroscopia em prótese articulada	Cefazolina	2 g IV	1 g IV 4/4h	1 g IV 8/8h	24h
Biopsia de Próstata Transretal	Sulfametoxazol + Trimetropim	800 mg/ 160 mg VO 12/12h antes da biópsia		500 mg VO 12h após	24h
	Ciprofloxacino	500 mg VO 12h antes da biópsia e 1 g 2h antes da biópsia			
	Ceftriaxona	1 g na sedação pré-biópsia			
Braquiterapia Prostática Transperineal	Cefazolina	2 g IV			Dose única

Continua

Continuação

PROCEDIMENTO	ANTIBIÓTICO	DOSE NA INDUÇÃO ANESTÉSICA	INTERVALO INTRA-OPERATÓRIO	INTERVALO PÓS-OPERATÓRIO	DURAÇÃO
Nefrolitotomia percutânea (NLPC) No intraoperatório, coletar amostra de urina da pelve renal e do cálculo para cultura.	Se Urocultura prévia Negativa: Ceftriaxona OU Gentamicina	2 g IV OU 240 mg IV/IM Na noite anterior do procedimento e na indução anestésica		2 g IV 1x/dia OU 240 mg IV/IM 1x/dia	Até a retirada da Nefrostomia: Manter Norfloxacino 400mg/dia ou Nitrofurantoína 100mg/dia ou conforme cultura e antibiograma por seis meses em pacientes livres de cálculos ou com fragmento residual mínimo. Pacientes candidatos e reoperação tardia: Manter sem ATB. *Ciprofloxacino, Levofloxacino, Moxifloxacino, Norfloxacino.
	Se Urocultura Positiva: Iniciar tratamento 7 dias antes do procedimento, com ATB conforme antibiograma, até a retirada da nefrostomia.				

Sedação e analgesia em contexto de escassez de medicamentos

Princípios gerais

1. Atuar no CONTROLE DE DOR, primeiramente.
2. Dipirona e paracetamol devem sempre estar prescritos, salvo contraindicações.
3. Usar escalas de avaliação de intensidade da dor (NRS/BPS/CPOT) sempre que possível.
4. Escalonar analgésicos conforme intensidade da dor: usar a menor dose efetiva possível e preferir administração intermitente.
5. Prevenir delirium com medidas não farmacológicas.
6. Agitação: afastar dor e hipoxemia como causas. Usar neurolépticos para controle de *delirium* e agitação antes de iniciar sedação.
7. Se necessária sedação, manter RASS entre -1 e +1 sempre que possível.
8. Sedação profunda (RASS -4 a -5) é indicada quando houver SDRA grave (PaO_2/FiO_2 < 100) e/ou necessidade de BNM e/ou posição prona.
9. O controle adequado da dor é poupador de sedativos.

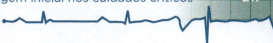

Abordagem inicial nos cuidados críticos

Lembre-se
- Benzodiazepínicos estão associados a aumento de *delirium*, mortalidade e tempo de ventilação mecânica.
- Evite o uso de benzodiazepínico em altas doses, use-o associado a outra droga sedativa.
- Clonidina é uma boa opção de sedação.

Atenção
- Históricos de alergias.
- Efeitos colaterais.
- Presença de arritmias e QT longo em caso de uso de neurolépticos.

Sedação em cenário de escassez

Opções:
- Midazolam: início - 0,01 a 0,05 mg/kg. Manut: 0,02 a 0,1 mg/kg/h.
- Propofol: início - 0,3 a 0,6 mg/kg/h. Manut: 0,3 a 3 mg/kg/h.
- Dexmedetomidina: início - 1 mcg/kg em 10 min. Manut: 0,2 a 0,7 mcg/kg/h.
- Cetamina: início - 0,5 mg/kg. Manut: 0,3 a 1 mg/kg/h.
- Diazepam: início - 0,2 a 0,3 mg/kg. Manut: 6 em 6 horas.
- Clonidina: início - 0,5 mcg/kg/h. Manut: 0,5 a 3 mcg/kg/h.
- Tiopental: início - 1 mg/kg/h. Manut: 1 a 5 mg/kg/h.

Lembrar que opiáceos tem efeito sedativo e controle de dor otimizada diminui necessidade de sedativos.
- Utilizar escala RASS para sedação (alvo: -1 a +1).
- Atenção aos efeitos adversos de cada classe.
- Associação de sedativos diminui uso de benzodiazepínico em dose alta.
- Se possível, prefira benzodiazepínico de meia-vida curta.

Sedação profunda (RASS -5 a -4)

Em casos de sdra grave ($PAO_2/FIO_2 < 100$) e/ou necessidade de curarização e/ou posição prona

Tabela de diluição e estabilidade de medicamento

Medicamento	Classe terapêutica	Reconstituiç frasco	Estabilidade reconstituição*	Diluição	Estabilidade diluição*	Tempo de infusão**
Aciclovir	Antiviral	10 mL AD	12h TA	100 mL SF	2d TA	60 min
Ácido Tranexâmico	Antifibrinolítico	não se aplica	não se aplica	SF 100 mL SF 250 mL	24 h R	10 min (dose de ataque) 8 horas (manutenção)
Albumina	Derivado plasma sanguíneo	não se aplica	não se aplica	Já vem diluído	não se aplica	no máx. 1 mL /min
Alizaprida	Procinético	não se aplica	não se aplica	AD/SF qsp 10 mL	72h TA	EV direto
Amicacina	Antimicrobiano	não se aplica	não se aplica	100 mL SF	24h TA 2d R	30 a 60 min
Amiodarona	Antiarrítmico	não se aplica	não se aplica	200 mL SF	24h TA	ACM
Ampicilina	Antimicrobiano	10 mL AD	24h R	100 mL SF	6h TA 2d R	30 min
Ampicilina + Sulbactam	Antimicrobiano	10 mL AD	8h TA 48h R	100 mL SF	8h TA 2d R	30 min
Anfotericina B	Antifúngico	10 mL AD	24h TA 7d R	500 mL SG	24h TA 2d R	4 a 6 horas
Bromoprida	Procinético	não se aplica	não se aplica	AD/SF qsp 10 mL	24h TA	EV direto
Cefazolina	Antimicrobiano	10 mL AD	24h TA 7d R	AD/SF qsp 20 mL	24h TA 7d R	EV direto
Cefepime	Antimicrobiano	10 mL AD	24h TA 5d R	250 mL SF	24h TA 2d R	30 min
Ceftazidima	Antimicrobiano	10 mL AD	24h TA 5d R	≤1 g - 100 mL SF / >1 g - 250 mL SF	6h TA 48h R	30 min
Ceftriaxona	Antimicrobiano	10 mL AD	48h TA 7d R	≤1 g - 100 mL SF / >1 g - 250 mL SF	12h TA 24h R	30 min
Cetorolaco de Trometamol	Anti-inflamatório	não se aplica	não se aplica	AD/SF qsp 10 mL	24h TA	EV direto
Ciprofloxacino	Antimicrobiano	não se aplica	não se aplica	Já vem diluído	não se aplica	60 min
Clindamicina	Antimicrobiano	não se aplica	não se aplica	≤1 amp - 100 mL SF / >1 amp - 250 mL SF	48h TA ou R	30 min
Clonidina	Sedativo	não se aplica	não se aplica	AD/SF qsp 10 mL Em BI - 14 amp - 200 mL	24h TA ou R	EV direto Em BI - ACM
Cloreto de Potássio	Eletrólito	não se aplica	não se aplica	ACM	24 H TA	ACM

Continua

Continuação

Mecicamento	Classe terapêutica	Reconstituiçã frasco	Estabilidade reconstituição*	Diluição	Estabilidade diluição*	Tempo de infusão**
Daptomicina	Antimicrobiano	10 mL SF	12h TA 48h R	100 mL SF	12h TA 48h R	30 min
Desmopressina	Antidiurético	não se aplica	não se aplica	100 mL SF	30 min	15 a 30min
Dexametasona	Corticoide	não se aplica	não se aplica	AD/SF qsp 20 mL	48h TA	EV direto
Dexmedetomidina	Sedativo	não se aplica	não se aplica	1amp - 48 mL SF	24h TA ou R	ACM
Diazepam	Ansiolítico	não se aplica	não se aplica	AD/SF qsp 10 mL	uso imediato	EV LENTO!!!
Dipirona	Analgésico	não se aplica	não se aplica	AD/SF qsp 10 mL	uso imediato	EV direto
Dobutamina	Droga vasoativa	não se aplica	não se aplica	1 amp - 200 mL	1 amp - 200 mL	ACM
Epinefrina	Droga vasoativa	não se aplica	não se aplica	12 amp - 200 mL	12 amp - 200 mL	ACM
Esmolol	Anti-hipertensivo	não se aplica	não se aplica	1amp - 250 mL	7d R ou TA	ACM
Fenitoína	Anticonvulsivante	não se aplica	não se aplica	AD/SF qsp 20 mL	4h TA	EV lento
Fenobarbital	Anticonvulsivante	não se aplica	não se aplica	AD/SF qsp 20 mL	4d R	EV lento
Fentanil	Analgésico	não se aplica	não se aplica	5 amp - 100 mL	48h TA	ACM
Fitomenadiona	Fator de procoagulação	não se aplica	não se aplica	1amp - 100 mL	4h TA	60 min
Fluconazol	Antifúngico	não se aplica	não se aplica	Já vem diluído	não se aplica	≤ 200 mg - 60 min > 200 mg - 120 min
Furosemida	Diurético	não se aplica	não se aplica	AD/SF qsp 10 mL	7d TA	EV direto
Gentamicina	Antimicrobiano	não se aplica	não se aplica	≤ 1amp - 100 mL SF > 1amp - 250 mL SF	24h TA	60 min
Haloperidol	Antipsicótico	não se aplica	não se aplica	AD/SF qsp 20 mL	48h TA	EV lento
Hidrocortisona 100 mg	Corticoide	2 mL AD	24h TA 3d R	AD/SF qsp 20 mL	24h TA 72h R	EV lento
Hidrocortisona 500 mg	Corticoide	5 mL AD	24h TA 3d R	SF 100 mL	24h TA 72h R	30 min
Insulina	Hormônio	não se aplica	não se aplica	50 UI - 50 mL SF (1 UI/mL)	24h TA	ACM
Linezolida	Antimicrobiano	não se aplica	não se aplica	Já vem diluído	não se aplica	30 a 120 min
Meropenem	Antimicrobiano	20 mL AD	6h TA 24h R	≤ 1fr - 100 mL SF > 1fr - 250 mL SF	6h TA 24h R	3 horas
Metilprednisolona	Corticoide	diluente próprio	2d TA	≤ 125mg – AD qsp 20 mL > 125mg - 100 mL	2d TA 7d R	EV lento (≤ 125mg) 30 min (> 125mg)
Metoclopramida	Antiemético	não se aplica	não se aplica	AD/SF qsp 10 mL	7d TA	EV direto
Metronidazol	Antimicrobiano	não se aplica	não se aplica	Já vem diluído	não se aplica	60 min

Continua

Continuação

Medicamento	Classe terapêutica	Reconstituiçã frasco	Estabilidade reconstituição*	Diluição	Estabilidade diluição*	Tempo de infusão**
Micafungina	Antifúngico	5 mL SF	24 h R	100 mL SF	24h R	60 min
Midazolam	Sedativo	não se aplica	não se aplica	5 amp - 100 mL	24h TA	ACM
Morfina	Analgésico	não se aplica	não se aplica	AD/SF qsp 10 mL	7d TA	EV direto
Moxifloxacino	Antimicrobiano	não se aplica	não se aplica	Já vem diluído	não se aplica	60 min
Nitroglicerina***	Droga vasoativa	não se aplica	não se aplica	1amp - 250 mL	48h TA Incompatível com PVC***	ACM
Nitroprussiato de sódio	Droga vasoativa	não se aplica	não se aplica	1 amp - 200 mL	48h TA proteger da luz	ACM
Noradrenalina	Droga vasoativa	não se aplica	não se aplica	4 amp - 200 mL	48h TA	ACM
Omeprazol	Antiulceroso	diluente próprio	4h TA	Não diluir Em BI - 1fr - 100 mL	4h TA	EV direto Em BI - 20 mL /h (8 mg/h)
Ondansetrona	Antiemético	não se aplica	não se aplica	AD/SF qsp 20 mL	48h TA 7d R	EV direto
Oxacilina	Antimicrobiano	5 mL AD	48h TA ou R	100 mL SF	24h TA ou R	60 min
Pancurônio	Bloqueador neuromuscular	não se aplica	não se aplica	AD/SF qsp 10 mL	48h TA ou R	EV direto
Penicilina	Antimicrobiano	10 mL AD	24h TA 7d R	100 mL SF	24h TA 48h R	30 min
Piperacilina + Tazobactam	Antimicrobiano	20 mL AD	48h TA ou R	100 mL SF	24h TA 48h R	4 horas
Polimixina	Antimicrobiano	10 mL AD	31d R ou TA	250 mL SG	24h TA ou R	60min a 6 horas
Propofol	Sedativo	não se aplica	não se aplica	Não diluir	6h TA	ACM
Ranitidina	Antiulceroso	não se aplica	não se aplica	AD/SF qsp 20 mL	48h TA 7d R	EV direto
Sulfametoxazol + Trimetoprima	Antimicrobiano	não se aplica	não se aplica	≤ 1amp - 100 mL SF > 1amp - 250 mL SF	12h TA não refrigerar	30 a 60 min
Tigeciclina	Antimicrobiano	5 mL SF	24h R	100 mL SF	18h TA 45h R	30 min
Tramadol	Analgésico	não se aplica	não se aplica	100 mL SF	7d TA 14d R	30 min
Vancomicina	Antimicrobiano	10 mL AD	24h TA 7d R	≤ 1fr - 100 mL SF > 1fr - 250 mL SF	48h TA ou R	≤1.000 mg - 2 horas >1.000 mg - 4 horas
Vasopressina	Droga vasoativa	não se aplica	não se aplica	1amp - 200 mL SF	24h TA	ACM

AD - água destilada/SF - solução fisiológica 0,9%/TA - temperatura ambient/R - refrigerado/qsp - quantidade suficiente para/EV - endovenoso/ACM - a critério médico/BI - bomba infusora

* Estabilidade válida para doses preparadas com TÉCNICAS ASSEPTICAS DE PREPARO.

** Tempos de infusão recomendados pela literatura. A prescrição médica pode ser diferente e, nesse caso, seguir a recomendação médica.

*** Recomenda-se utilizar frascos e equipos livres de PVC (cloreto de polivinila): Ecoflac® ou frascos de vidro. Quando utilizados frascos de equipos de PVC, pode ser necessário um aumento de dose para obtenção do efeito terapêutico.

REFERÊNCIAS

1. SOUZA GB. Manual de Drogas Injetáveis, 1ª edição São Paulo, 2011. / 2. Bula dos medicamentos.

Utilização de Insulina

Em caso de Dextro > 181 mg/dL Hiperglicemia	
Correção básica	Insulina Regular Via SC
De 0 a 180 mg/dL	0 U
De 181 a 220 mg/dL	4 U
De 221 a 260 mg/dL	6 U
De 261 a 300 mg/dL	8 U
> 300 mg/dL	10 U

Em caso de Dextro < 60mg/dl - Hipoglicemia

1. Administrar 05 ampolas de Glicose Hipertônica 50% EV
2. Comunicar o médico
3. Interromper BI com insulina, se for o caso
4. Realizar dextro de controle 10 minutos após a administração de glicose hipertônica
5. Comunicar o médico o valor do dextro de controle
6. Registrar em prontuário.

Algoritmo para Correção de Glicemia com Uso de Insulina em Bomba Infusora

Indicação de Insulina em BI

Em casos de duas aferições consecutivas do dextro com resultado maior ou igual a 180 mg/dL, mesmo após correção com insulina subcutânea.

Preparo da Solução de Insulina Regular

Diluir 50 U de Insulina Regular em Soro Fisiológico de 50 mL. Administrar via Endovenosa em BI.

	Se dextro	Iniciar com	
Infusão de Solução de Insulina Regular EV	De 180 a 250 mg/dL	2 mL/h em BI	Infundir Solução via endovenosa em Bomba Infusora com dextro rigoroso de controle de 2/2h, 4/4h ou à critério do médico assistente
	De 251 a 300 mg/dL	4 mL/h em BI	
	De 301 a 350 mg/dL	6 mL/h em BI	
	Acima de 350 mg/dL	8 mL/h em BI	

Manejo de Bomba Infusora com Insulina

Iniciar no Algoritmo 2				
Glicemia Capilar (mg/dL)	**Algoritmo 1**	**Algoritmo 2**	**Algoritmo 3**	**Algoritmo 4**
< 60 = Hipoglicemia	Agir conforme tratamento acima para Hipoglicemia			
< 70	0	0	0	0
70-109	2	5	1	15
110-119	5	1	2	3
120-149	1	15	3	5
150-200	15	2	4	7
201-209	2	3	5	9
210-239	2	4	6	12
240-269	3	5	8	16
270-299	3	6	10	20
300-329	4	7	12	24
330-359	4	8	14	28
> 360	6	12	16	28
Realizar dextro após uma hora do início da infusão para reajuste de dose de insulina.				

1. Descer para o algoritmo anterior quando a glicemia diminuir mais que 140 mg/dL.

2. Seguir para o próximo algoritmo quando a glicemia estiver acima de 180mg/dl e não tiver diminuído pelo menos 60 mg/dL na aferição seguinte.

3. Queda da glicemia entre 60 mg/dL e 140 mg/dL manter o mesmo algoritmo.